ABHANDLUNGEN
AUS DEM BUNDESGESUNDHEITSAMT
HEFT 4

RECHTSVORSCHRIFTEN UND REGELN FÜR DIE AMTSÄRZTLICHE UND GESUNDHEITSTECHNISCHE PRAXIS

WASSER · ABWASSER · ZWECKBAUTEN

MIT 18 ABBILDUNGEN
UND 15 TABELLEN

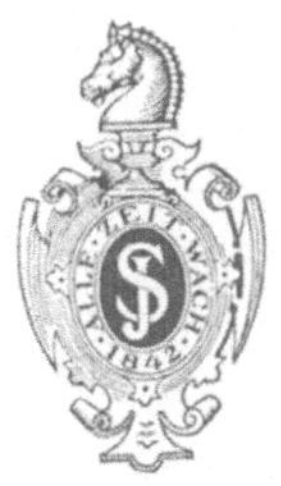

Springer-Verlag

Berlin Heidelberg GmbH

1961

ISBN 978-3-540-02624-2   ISBN 978-3-642-88061-2 (eBook)
DOI 10.1007/978-3-642-88061-2

Vorwort

Das Programm der Regensburger Jahrestagung des Bundes der Deutschen Medizinalbeamten im Mai 1951 hatte auf Veranlassung seines damaligen Vorsitzenden, Herrn Regierungsmedizinaldirektor Dr. PÜRCKHAUER, einen Vortrag über „Wohnungswesen und das Gesundheitsamt" enthalten. Er ist damals mit ausgesprochenem Interesse aufgenommen worden, und zwar vorwiegend deshalb, weil in ihm einschlägige, nicht allgemein bekannte Normenvorschriften besprochen wurden, die für das Gesundheitsamt von praktischer Bedeutung auf diesem Gebiet erschienen. Anschließend war es noch zu einem ausgedehnten Meinungsaustausch mit zahlreichen Tagungsteilnehmern gekommen. In Erinnerung daran ist auf das Programm des Amtsarztkurses, der im Januar 1960 vom Bundesgesundheitsamt durchgeführt wurde, eine Vortragsfolge gesetzt worden, die in erweitertem Umfang auf solche, für die Wasserversorgung, die Abwässerbeseitigung und den Entwurf und die Erstellung der verschiedensten Zweckbauten wichtigen Rechts- und Verwaltungsvorschriften, Normen und sonstigen Richtlinien von hygienischer und gesundheitstechnischer Bedeutung zugeschnitten war.

Schon während dieses Kurses wurde der Wunsch geäußert, die Vorträge zum Gegenstand einer Veröffentlichung zu machen. Allein des Nutzens für den allgemeinen amtsärztlichen Dienst wegen wäre es empfehlenswert gewesen, dem nachzukommen. Heute, nachdem das *Bundesbaugesetz* vom 23. Juni 1960 vorliegt, erscheint die Veröffentlichung noch aus einem anderen Grunde geradezu notwendig. Mit dem 29. Juni 1961 tritt nämlich auch der erste Teil des Bundesbaugesetzes in Kraft, der die wichtige Bauleitplanung umfaßt. In § 1 des Gesetzes über Zweck und Arten der Bauleitplanung wird verlangt, daß die Bauleitpläne sich nach dem sozialen und kulturellen Bedürfnis der Bevölkerung, ihrer Sicherheit und *Gesundheit* zu richten haben. Weiter ist im Januar 1960 seitens des Bundesministers für Wohnungsbau eine *Musterbauordnung* für die Länder des Bundesgebietes veröffentlicht worden. In den einschlägigen Paragraphen finden sich die Anforderungen, die u. a. an den Wärmeschutz und Schallschutz, weiter an die Beleuchtung, Lüftung und Heizung sowie an Anlagen zur Wasserversorgung und zur Abwässerbeseitigung zu stellen sind, die mit der Errichtung von Gebäuden zusammenhängen. Ohne Kenntnis der im einzelnen vorliegenden Norm- und sonstigen Vorschriften ist ihr quantitatives Ausmaß nicht erkennbar.

Das Bundesbaugesetz verwandelt auch für die kleinsten Gemeinden ihr bisheriges Planungsrecht zur ausgesprochenen Planungspflicht. Das dabei anzustrebende Ziel, die Siedlungsräume so zu gestalten, daß wohlabgewogenen gesundheitlichen Erwartungen entsprochen wird, kann nur erreicht werden, wenn alle beteiligten Verwaltungen verständnisvoll zusammenarbeiten. Die Kenntnis der hineinspielenden Vorschriften, die hier behandelt werden, wird es den Gesundheitsbehörden auf allen Verwaltungsebenen erleichtern, bei der Zusammenarbeit mit den anderen beteiligten Stellen ihre Auffassungen zur

Geltung zu bringen, während diese wiederum aus der Art der gewählten Zusammenstellung und der Kommentierung entnehmen können, wie sich die Einzelfragen und ihre Lösung aus der Sicht des hygienischen und gesundheitstechnischen Anspruchs darstellen.

Die Veröffentlichung soll alles in allem der Praxis helfen. Zu diesem Zweck will sie das Gespräch zwischen den Fachleitern der Medizinalverwaltung und der übrigen Behörden sowie allen an den Problemen interessierten technischen Kreisen erleichtern, deren Zusammenwirken nötig ist, wenn eine gütemäßig möglichst günstige Gestaltung unserer technischen Umwelt im engeren und weiteren Sinne zustande kommen soll, die heute dringender ist denn je. Die Sprache und besonders die Fachsprache ist bekanntlich die Quelle mancher Mißverständnisse. Diese werden nur geringer, wenn die Fachleute untereinander sich gut verstehen. Dazu möchte diese Schrift nicht zuletzt beitragen.

Liese
Präsident des Bundesgesundheitsamtes

Berlin, im Frühjahr 1961

Inhaltsverzeichnis

I. Wesen der Normung. Von F. ROEDLER 1

II. Wasser und Abwasser
    1. Anforderungen an das Trinkwasser; Schutzgebiete. Von E. NAUMANN 3
    2. Technische Richtlinien für Gestaltung und Betrieb von Wasserversorgungs-
       anlagen. Von E. NAUMANN 21
    3. Grundstücksentwässerung. Von H. H. ANTZE 31
    4. Kleinkläranlagen. Von H. H. ANTZE 37
    5. Behandlung von Abwässern aus Krankenanstalten sowie von infektiösen Abwässern
       Von H. H. ANTZE 45
    6. Landwirtschaftliche Abwasserverwendung. Von H. H. ANTZE 51

III. Bau- und Wohnungshygiene. Von F. ROEDLER 57
    1. Schallschutz, Wärmeschutz, Luftwechsel in Aufenthaltsräumen 57
    2. Tageslicht und Kunstlicht in Räumen 70
    3. Schulhäuser, Turn- und Sporthallen, Wohn- und Betriebsbauten, Krankenanstalten 75

IV. Verzeichnis der Abkürzungen 94

**V. Verzeichnis der im Text besprochenen Rechtsvorschriften, Verwaltungsvorschriften,
DIN-Normen, Richtlinien usw.** 95

VI. Sachverzeichnis 100

I. Wesen der Normung

Von F. Roedler

Auf allen Gebieten menschlichen Denkens und Handelns sind Vereinheitlichung und Auslese von alters her üblich, und auch „technische Normen", wie z. B. einheitliche Steinabmessungen, gab es bereits bei den Assyrern, Babyloniern und Ägyptern. Als „Deutsche Normen" gelten heute solche, die vom Deutschen Normenausschuß in seinen Fach- und Arbeitsausschüssen aufgestellt und unter dem Verbandszeichen DIN herausgegeben sind.

Sie beziehen sich nicht nur auf Formen, Abmessungen, Konstruktionsgrundlagen u. ä. m., sondern auch auf einheitliche Begriffe, Gütebedingungen, Prüfverfahren und Sicherheitsvorschriften im weitesten Sinne, die in zunehmendem Maße auch den Charakter von Leitsätzen und ausführlichen Richtlinien haben.

Die Anwendung der DIN-Normen ist an sich freiwillig. Sie sollen sich im allgemeinen infolge ihrer wirtschaftlichen oder sonstigen Zweckmäßigkeit als „verpflichtende Empfehlung" von selbst durchsetzen. Es bleibt in der Regel den öffentlichen Verwaltungsstellen überlassen, über die Verbindlichkeit für einen engeren oder weiteren Bereich zu entscheiden. Eine Verordnung aus dem Jahre 1939 über die „Verbindlichkeitserklärung von Normen" ermächtigte zwar den damaligen Reichswirtschaftsminister und später auch den Präsidenten des Deutschen Normenausschusses, bestimmte Normen für den *Hersteller* und *Lieferer* verbindlich zu machen; die Verordnung ist aber nach Kriegsende nicht mehr angewandt worden.

Um die allgemeine Verbreitung und Berücksichtigung von DIN-Normen gerade auch in den *Verbraucher*kreisen der Bauwirtschaft zu fördern, wurde die Bundesregierung auf Grund des Ersten Wohnungsbaugesetzes vom 24. 4. 1950 ermächtigt, durch Rechtsverordnung Vorschriften über die Anwendung von Normen des Deutschen Normenausschusses zu erlassen. Von dieser Ermächtigung ist bisher kein Gebrauch gemacht worden, sondern im Einvernehmen mit den Ländern wurde der Weg über Verwaltungsanordnungen gewählt. Am 24. 12. 1951 unterrichtete der Bundesminister für Wohnungsbau die Öffentlichkeit, daß es erforderlich sei, die *Anwendung* wichtiger Baunormen zur *Pflicht* zu machen.

Zur Unterscheidung der bereits erwähnten, seit Kriegsende aber nicht mehr verwendeten Verbindlichkeitserklärung von Normen wurden „Pflichtnormen" eingeführt. Nach den „Richtlinien des Bundesministers für Wohnungsbau und des Präsidenten des Bundesausgleichsamtes für den Einsatz der Bundesmittel für den sozialen Wohnungsbau 1957" ist sicherzustellen, daß von den Bauherren nur normgerechte Baustoffe verwendet werden.

Eine Sonderstellung im Rahmen der Normen haben die „*Einheitlichen Technischen Baubestimmungen*" *(ETB)* erlangt. Sie sollen alle Forderungen enthalten, die nicht nur für die Sicherheit, Güte und Dauerhaftigkeit der Bauwerke maßgebend sind, sondern auch für die *Gesundheit der Bewohner*, also z. B. Schutz gegen Feuer, Feuchtigkeit, Wärme, Schall u. ä. m. Da in der Bundesrepublik die Zuständigkeit für das Bauwesen bei den Ländern liegt, ist eine zentrale Einführung der ETB-Normen nicht möglich. Es hat sich jedoch gezeigt, daß in den meisten Fällen eine Empfehlung des Vorsitzenden des ETB-Ausschusses an die obersten Baubehörden der Länder genügt, um die ETB-Norm als „Richtlinie" oder „Hinweis" für die Bauaufsichtsbehörden einzuführen. Die ETB-Normen, von denen später einige genannt werden, sind daher praktisch überall amtlich eingeführt, auch im Gebiet der DDR. Die Einheitlichkeit in Gesamt-Deutschland ist auf diesem Gebiet gewahrt.

Soweit ETB-Normen auf Grund von Ermächtigungen in den Bauordnungen bekanntgegeben werden, ist ihre Beachtung öffentlich-rechtliche Pflicht. Soweit sie als Richtlinie für die Baugenehmigungsbehörden eingeführt werden, ist ihre Beachtung für den Bauherrn praktisch ebenfalls zwingend, weil die Baugenehmigungsbehörden sie der Prüfung zugrundelegen.

Obwohl eine größere Anzahl von Baunormen zur Pflichtnorm geeignet wäre, muß mitunter von einer entsprechenden Erklärung zur Pflichtnorm abgesehen werden, weil die Überwachung ihrer Anwendung infolge Personalmangels der Dienststellen nicht gesichert erscheint. In „Einsatzrichtlinien" heißt es jedoch dann: „Bei Ausschreibung und Vergabe der Bauleistungen wird die Beachtung folgender Normen empfohlen:.....".

Eine so wichtige Norm wie z. B. DIN 4109 „Schallschutz im Hochbau" setzte sich mit Hilfe sanfter Gewalt durch, da ihre Außerachtlassung als Verstoß anzusehen ist und die Verweigerung der Mittelauszahlung bzw. den Zwang zur Zurückzahlung nach sich ziehen kann.

Weitere Hinweise, wieweit einzelne Normen zur Pflicht gemacht wurden, werden bei der Erörterung der einzelnen DIN-Blätter gegeben werden.

II. Wasser und Abwasser

1. Anforderungen an das Trinkwasser; Schutzgebiete

Von E. Naumann

Seit der politischen und administrativen Konsolidierung der Bundesrepublik und der Länder ist auch auf dem Gebiet der öffentlichen Wasserversorgung eine ganze Reihe von Rechts- und Verwaltungsnormen sowie von technischen Vorschriften und Richtlinien erschienen, die sowohl die veränderte politische Struktur widerspiegeln als auch der wirtschaftlichen Entwicklung und dem technischen Fortschritt Rechnung zu tragen suchen. Die Kenntnis dieser weit verstreuten Vorschriften ist für die Aufsichtsbehörden und den Praktiker in gleicher Weise unerläßlich.

1. **Lebensmittelgesetz.** Unter den Rechtsvorschriften ist das neue Lebensmittelgesetz (Gesetz zur Änderung und Ergänzung des Lebensmittelgesetzes in der Fassung der Bekanntmachung vom 17. Januar 1936 (Reichsgesetzbl. I S. 17) und der Verordnung vom 14. August 1943 (Reichsgesetzbl. I S. 488) vom 21. Dezember 1958 (Bundesgesetzbl. I S. 950) wohl an erster Stelle zu nennen (siehe auch Bundesgesundheitsblatt 2 (1959) Nr. 2 S. 24).

Nach Artikel 1 § 1 dieses Gesetzes (LMG) ist *Trinkwasser ein Lebensmittel*, da die dortige Begriffsbestimmung ohne Einschränkung auf Trinkwasser zutrifft; es ist dazu bestimmt, in unverändertem oder zubereitetem Zustand von Menschen getrunken zu werden. Es ist jedoch offenkundig, daß Trinkwasser ein Lebensmittel sui generis ist, das sich nur schwer in den Rahmen des LMG einfügt.

Nach seiner Grundtendenz, die Lebensmittel von gesundheitsgefährdenden oder unerwünschten Stoffen möglichst frei zu halten, regelt das LMG in den §§ 4a bis 5a in der Hauptsache den Zusatz von „*fremden Stoffen*" und von „*technischen Hilfsstoffen*". Ersterer ist nur für ausdrücklich zu diesem Zweck zugelassene fremde Stoffe erlaubt (§ 4a). Technische Hilfsstoffe dürfen in Lebensmitteln nur in Anteilen enthalten sein, die technisch unvermeidbar sind oder die festgesetzten Höchstmengen nicht überschreiten (§ 4b). Ist schon die Unterscheidung von Stoffen, die dem Trinkwasser bei der Aufbereitung zugesetzt werden, nach diesen beiden Kategorien schwierig, wie sich z. B. bei der Trinkwasser-Aufbereitungs-Verordnung (TAV) erweist, so ist im Gesetz aber auch keine Bestimmung getroffen, wie Trinkwasser im übrigen chemisch, physikalisch, bakteriologisch und biologisch beschaffen sein soll oder nicht beschaffen sein darf. Es ist daher zu wünschen, daß der Bundesminister des Innern von der Ermächtigung nach § 5 Ziffer 5 Gebrauch macht, eine Begriffsbestimmung für Trinkwasser aufzustellen und nähere Vorschriften über seine Aufbereitung und Zusammensetzung zu erlassen sowie festzusetzen, unter welchen Voraussetzungen es als verdorben oder verfälscht anzusehen und von der Verwendung auszuschließen ist. Die andere Möglichkeit, diese schon lange entbehrten Rechtsnormen zu schaffen, besteht in der Schaffung weiterer Gesetze. Der Weg über das geplante Bundesseuchengesetz, das an die Stelle des alten Reichsseuchengesetzes (Reichsgesetz, betreffend die Bekämpfung gemeingefährlicher Krankheiten, vom 30. Juni 1900; Reichsgesetzbl. S. 306) treten soll, dürfte jedoch kaum befriedigen, weil dort lediglich die Behaftung des Trinkwassers mit pathogenen Keimen angesprochen werden kann.

Nach § 2 LMG sind Wasserleitungsrohre und deren Zubehör, also das gesamte *Installationsmaterial*, Bedarfsgegenstände im Sinne dieses Gesetzes, da sie dazu bestimmt sind, bei der Gewinnung, Zubereitung, Abmessung, Aufbewahrung und Beförderung des Trinkwassers verwendet zu werden und dabei mit diesem in unmittelbare Berührung zu kommen.

Der Schutz der an eine öffentliche Wasserversorgung angeschlossenen Verbraucher ist in § 3 ausgesprochen: Es ist verboten, Trinkwasser für andere, also nicht für den eigenen Bedarf in einer privaten Einzel-Wasserversorgungsanlage, derart zu gewinnen, zuzubereiten, aufzubewahren und zu befördern, daß sein Genuß die menschliche Gesundheit zu schädigen geeignet ist. Das gleiche gilt sinngemäß nach Abs. 2 a. a. O. für Leitungsrohre und Installationsgegenstände. Des Nachweises der eingetretenen Gesundheitsschädigung bedarf es in beiden Fällen nicht. Hierbei ist besonders an Bleirohre und neue Werkstoffe, wie Kunststoffe und dgl., zu denken.

Bemerkenswert ist, daß nach § 4a Abs. 3 Trink- und Tafelwasser, aber auch Luft und Kohlensäure nicht als fremde Stoffe gelten; letztere dürfen daher dem Trinkwasser bei der Aufbereitung ohne Einschränkung zugesetzt werden, fallen also nicht unter die TAV.

Da nach § 4c Lebensmittel mit *ionisierenden oder ultravioletten Strahlen* nur behandelt werden dürfen, soweit dies ausdrücklich zugelassen ist, bedurfte es für die Anwendung derartiger Mittel bei der Wasseraufbereitung auf Grund der Ermächtigung in diesem Paragraphen einer besonderen Verordnung über die Behandlung von Lebensmitteln mit Elektronen-, Gamma- und Röntgenstrahlen oder ultravioletten Strahlen (Lebensmittel-Bestrahlungs-Verordnung, LBV) vom 19. Dezember 1959 (Bundesgesetzbl. I S. 761). Sie wird unter Ziffer 3 (S. 7) besprochen. Eine Kennzeichnungspflicht so behandelten Wassers besteht im Gegensatz zur Bekanntmachungspflicht nach § 3 Abs. 1 der TAV nicht.

Rechtsverbindliche Vorschriften über die *Untersuchung des Trinkwassers* fehlen bisher, wenn man von der unzulänglichen und längst überholten Vorschrift zur Ausführung der bakteriologischen Untersuchung absieht, die in den vom damaligen Kaiserlichen Gesundheitsamt ausgearbeiteten, in Preußen durch gemeinsamen Erlaß der zuständigen Minister vom 14. Oktober 1902 vorgeschriebenen „Grundsätzen für die Reinigung von Oberflächenwasser durch Sandfiltration" enthalten ist. (s. R. ABEL, „Die Vorschriften zur Sicherung gesundheitsgemäßer Trink- und Nutzwasserversorgung". Berlin 1911, S. 59).

§ 5 Ziffer 7 LMG ermächtigt den Bundesminister des Innern, Vorschriften über das Verfahren bei der zur Durchführung dieses Gesetzes erforderlichen Untersuchung von Trinkwasser zu erlassen. Eine solche Regelung würde von der Fachwelt zweifellos begrüßt werden.

Dagegen ist die durch § 5 Ziffer 1 ermöglichte Verordnung über den Zusatz fremder Stoffe bei der Aufbereitung von Trinkwasser (TAV) bereits am 19. Dezember 1959 erlassen worden (Bundesgesetzbl. I S. 762); sie wird weiter unten besprochen.

Wie auf vielen Gebieten des täglichen Lebens können besonders hier die Vielfalt der praktischen Bedürfnisse und der Fortschritt der wissenschaftlichen Erkenntnisse und technischen Möglichkeiten ein starres Festhalten an der einmal gegebenen Form des Gesetzes untunlich oder gar unmöglich machen. In dieser Erkenntnis sind Ausnahme-Verordnungen oder -Genehmigungen zugelassen, vor deren Erlaß jedoch nach § 5d ein jeweils auszuwählender Kreis von Sachkennern aus der Wissenschaft, der Verbraucherschaft und der beteiligten Wirtschaft gehört werden muß.

Ausnahmen für den Zusatz von Fremdstoffen und technischen Hilfsstoffen sind nach § 20a an die Bedingung geknüpft, daß es sich um Versuche unter amtlicher Beobachtung handelt. Die Ausnahmegenehmigung darf vom Bundesminister des Innern für längstens zwei Jahre erteilt und kann auf Antrag jeweils um ein Jahr verlängert werden (§ 20b).

Wenn die Polizeibehörde den Amtsarzt oder einen anderen Sachverständigen dazu ermächtigt, kann er nach § 7 vorläufig unaufschiebbare Anordnungen zum Schutze des Trinkwassers gegen Verunreinigung oder Übertragung von Krankheitserregern treffen. Diese Anordnungen muß die Polizeibehörde unverzüglich bestätigen oder aufheben. Damit wird hinsichtlich der Kompetenzen des Amtsarztes und der Polizeibehörde bei der Überwachung von Trinkwasserversorgungsanlagen die notwendige Klarheit geschaffen. Weitere Befugnisse und Pflichten der hiermit beauftragten Verwaltungsangehörigen und Sachverständigen regeln die §§ 6 und 9; die Pflichten der Betriebsinhaber diesen gegenüber sind im § 8 bezeichnet.

Für vorsätzliche Zuwiderhandlungen gegen die Verbote des Gesetzes sehen die §§ 11 und 12 neben Geldstrafen empfindliche Gefängnisstrafen vor, in schweren Fällen sogar Zuchthausstrafen. Fehlt dem Täter die erforderliche Zuverlässigkeit, so kann ihm durch Gerichtsurteil die Führung des Betriebes untersagt werden.

Von den nach Art. 6 des Gesetzes in Kraft bleibenden Gesetzen und Verordnungen sind hier von Belang die VO über Tafelwasser vom 12. November 1934 (Reichsgesetzbl. I S. 1183) und das Gesetz betr. die Bekämpfung gemeingefährlicher Krankheiten vom 30. Juni 1900 (Reichsgesetzbl. S. 306) nebst den dazu ergangenen Verordnungen.

Eine bedeutsame Neuerung bringt schließlich Art. 7 mit der Bildung einer Kommission beim Bundesministerium des Innern zur Schaffung eines *Lebensmittelbuches*, die nun auch die Beurteilungsmerkmale für das Trinkwasser festzustellen haben wird. Die Kommission wird aus Vertretern der Wissenschaft, der Lebensmittelüberwachung (also Chemischer und Medizinal-Untersuchungsämter, Amtsärzten) der Verbraucherschaft und der Wasserwerke gebildet werden.

Im ganzen ist im Rahmen des LMG das Mögliche für das Trinkwasser geschehen, doch darf nicht verkannt werden, daß es sich hier um die Regelung eines Teiles der Bedürfnisse handelt, die nun einmal mit diesem besonderen Stoff Trinkwasser und seinem hochentwickelten technischen Apparat verbunden sind. Es wäre wohl überhaupt ein unlösbares Problem, alle heterogenen Forderungen der modernen Trinkwasserversorgung in einem einzigen Gesetz unterbringen zu wollen. Daher werden wir es immer mit einer Vielfalt von Rechts- und Verwaltungsnormen zu tun haben, die auch in ihrer Gesamtheit kaum allen Wünschen gerecht werden können, aber in ständiger Entwicklung bleiben werden. Hierzu bietet das LMG auf seinem Gebiet durch die Verordnungsermächtigungen genügend Spielraum.

2. **Trinkwasser-Aufbereitungs-Verordnung (TAV).** Eine der Ergänzungen zum LMG stellt die *VO über den Zusatz fremder Stoffe bei der Aufbereitung von Trinkwasser* (Trinkwasser-Aufbereitungs-Verordnung) vom 19. Dezember 1959 (Bundesgesetzbl. I S. 762) mit der *Verordnung zur Änderung der Trinkwasser-Aufbereitungs-Verordnung* vom 27. Juni 1960 dar (Bundesgesetzbl. I S. 479). (S. auch Bundesgesundheitsbl. 3 (1960) Nr. 5 S. 74). Sie beruhen auf der Ermächtigung nach § 5a des LMG und betreffen nicht die Beschaffenheit des Trinkwassers überhaupt, sondern regeln nur den *Zusatz fremder Stoffe und technischer Hilfsstoffe bei der Trinkwasseraufbereitung*. Eine allgemeine qualitative Definition des Begriffs „Trinkwasser" ist hieraus also nicht abzuleiten; sie bleibt voraussichtlich dem nach Art. 7 des LMG zu erwartenden Lebensmittelbuch vorbehalten. Werden z. B. Eisen- und Manganverbindungen im Wege der Aufbereitung dem Trinkwasser nicht *zugesetzt*, so sagt die TAV über den zulässigen Eisen- und Mangangehalt des Trinkwassers nichts aus.

Die *zugelassenen fremden Stoffe* werden in einem Katalog in § 1 der TAV namentlich aufgeführt; es sind dies Chlor und die bekannten Chlorverbindungen nebst Ammoniak und Ammoniumsalzen (zur Stabilisierung des Chlors als Chloramine), Ozon, Mono- und Polyphosphate, Kieselsäure und ihre Natriumverbindungen sowie Silber und Silberverbindungen. Für jede dieser Chemikalien sind Höchstmengen festgesetzt, die nach abgeschlossener Aufbereitung im Trinkwasser enthalten sein dürfen. Ferner sind alle zur Kohlensäurebindung erforderlichen Chemikalien zugelassen, jedoch nach Art. 1 der genannten Änderungsverordnung mit der Maßgabe, daß der pH-Wert des so behandelten Wassers bei einer Karbonathärte von mehr als 5 Deutschen Graden 8.5, bei einer Karbonathärte von höchstens 5 Deutschen Graden 9.5 nicht übersteigen darf.

Andererseits sind in § 1 Abs. 3 TAV zur Herabsetzung des pH-Wertes im Trinkwasser Salzsäure, Schwefelsäure und saure Salze der Schwefelsäure zugelassen, jedoch mit der oft sinnwidrigen und unerfüllbaren Auflage, daß das Kalk-Kohlensäure-Gleichgewicht erhalten bleibt. Eine Ansäuerung des Wassers kommt z. B. in Betracht, wenn der Gleichgewichts-pH-Wert, das erstrebte Ziel jeder Wasseraufbereitung, überschritten ist; er kann dann nicht erhalten bleiben, höchstens eingestellt werden. Wenn dagegen der pH-Wert bei der Flockung durch Säurezusatz auf das Optimum eingestellt werden muß oder durch die sauren Flockungsmittel zwangsläufig herabgesetzt wird, ist eine Erhaltung des Kalk-Kohlensäure-Gleichgewichts nicht möglich. Auch hier wird eine sinngemäße Novellierung notwendig, damit die Ansäuerung überhaupt praktikabel bleibt.

Andere als die in § 1 der TAV aufgezählten fremden Stoffe dürfen bei der Trinkwasser-Aufbereitung also nicht verwendet werden, z. B. Fluor-Verbindungen. Es bleibt jedoch problematisch, ob diese Chemikalien dem Sinn der in § 4a in Verbindung mit § 1 des LMG gegebenen Definition des Begriffs „fremde Stoffe" entsprechen. Fremde Stoffe sind demnach Stoffe, die u. a. dadurch zu Lebensmitteln werden, daß sie dazu bestimmt sind, von Menschen getrunken zu werden. Diese Zweckbestimmnug liegt bei keinem der aufgezählten Stoffe vor; Chlor und Ozon stehen zu ihr sogar in scharfem Widerspruch. Wohl an keiner Stelle des LMG erweist sich so deutlich wie hier die Schwierigkeit, die tatsächlichen Bedürfnisse des Trinkwassers mit denen der anderen Lebensmittel zu vereinen.

Im Gegensatz zu den fremden Stoffen ist in der TAV Art und Zahl der *technischen Hilfsstoffe* nicht begrenzt; ein enumerativer Katalog ist für sie in § 2 nicht gegeben. Es handelt sich hier um nahezu alle Aufbereitungschemikalien, soweit sie nicht als fremde Stoffe in § 1 aufgezählt sind: Eisen- und Aluminiumsalze, Kaliumpermanganat, Schwefeldioxyd und Sulfite, Thiosulfat, Tone und Aktivkohle. Für alle diese sind wiederum Höchstmengen angegeben, die nach abgeschlossener Aufbereitung als Reste vorhanden sein dürfen. Warum nun diese Stoffe als technische Hilfsstoffe und nicht ebenfalls als fremde Stoffe bezeichnet werden, ist nicht recht erfindlich. Eine derartige Unterscheidung ist jedenfalls weder in der Natur dieser Chemikalien noch in ihrer Zweckbestimmung bei der Wasseraufbereitung begründet. Technische Hilfsstoffe sind nach § 4b Abs. 3 LMG solche Stoffe, die bei der Gewinnung, Herstellung oder Verarbeitung von Lebensmitteln verwendet werden, jedoch nicht zum Verzehr bestimmt sind. Da diese Definition für die in § 1 als fremde Stoffe aufgezählten Chemikalien besser zutrifft, wären sämtliche Chemikalien eher als technische Hilfsstoffe zu bezeichnen.

Wenn Trinkwasser mit fremden Stoffen (nicht mit technischen Hilfsstoffen) versetzt wird, muß das in der örtlichen Tagespresse bekanntgemacht werden, und der Gehalt an diesen fremden Stoffen ist in täglichen Aufzeichnungen kenntlich zu machen, die den Verbrauchern zugänglich sein müssen (§ 3 TAV). Diese Vorschrift stellt den Ersatz für die hier nicht anders durchführbare Kennzeichnungspflicht bei Lebensmitteln dar. Warum sie sich aber auf die fremden Stoffe beschränkt, ist wiederum nicht recht einzusehen.

Wasserversorgungsanlagen im Sinne dieser Verordnung sind Anlagen, aus denen Wasser auf festen Wegen an Anschlußnehmer abgegeben wird, sowie Eigenversorgungsanlagen in Betrieben, Heimen, Kasernen usw. (§ 3 Abs. 3). Diese Definition folgt nicht der in DIN 2000 und 2001 gegebenen, die zwischen zentralen und Einzel-Versorgungsanlagen unterscheidet.

Für vorsätzliche oder fahrlässige Verstöße gegen die Vorschriften betr. fremde Stoffe (nicht technische Hilfsstoffe!) wird auf die Strafbestimmungen des Lebensmittelgesetzes Bezug genommen.

3. **Lebensmittel-Bestrahlungs-Verordnung (LBV).** Auch die *Verordnung über die Behandlung von Lebensmitteln mit Elektronen-, Gamma- und Röntgenstrahlen oder ultravioletten Strahlen (Lebensmittel-Bestrahlungs-Verordnung) vom 19. Dezember 1959* (Bundesgesetzbl. I, S. 761; vgl. Bundesgesundheitsblatt 3 (1960) Nr. 5 S. 75) stellt eine Ergänzung des LMG auf Grund der Ermächtigung in § 4c dar. Die Entkeimung von Trinkwasser durch direkte Bestrahlung mit ultravioletten Strahlen ist nach § 2 dieser Verordnung zulässig, ohne daß eine Verpflichtung zur Kenntlichmachung (Bekanntmachung) besteht (§ 3).

4. **Wasserhaushaltsgesetz (WHG).** Das nunmehr am 1. März 1960 in Kraft getretene *Gesetz zur Ordnung des Wasserhaushalts* (Wasserhaushaltsgesetz) vom 27. Juli 1957 (Bundesgesetzbl. I S. 1110) ist das erste für das ganze Bundesgebiet geltende Wassergesetz, nachdem ein Reichswassergesetz seinerzeit trotz anhaltender Bemühungen nicht zustande gekommen war. Es ist nach § 75 des Grundgesetzes der Bundesrepublik nur eine Rahmenvorschrift, zu deren Ergänzung die Länder Ausfüllungsgesetze erlassen müssen. Das haben inzwischen alle Länder

mit Ausnahme von *Bremen* getan. In *Bayern* und *Nordrhein-Westfalen* sind jedoch zunächst nur Übergangsgesetze geschaffen worden, nach denen bis zum Erlaß der in Arbeit befindlichen Ausfüllungsgesetze das bisherige Landes-Wasserrecht in Geltung bleibt, soweit es dem WHG nicht widerspricht. Es würde zu weit führen, auf Einzelheiten der in manchen Punkten voneinander abweichenden Ländergesetze einzugehen; unter Hinweis auf ihre synoptische kritische Würdigung durch H. H. ANTZE* seien sie hier chronologisch aufgezählt.

Bayern: Übergangsgesetz zur Ausführung des Wasserhaushaltsgesetzes vom 22. Febr. 1960 (GVBl. Ausg. A S. 15)

Berlin: Berliner Wassergesetz vom 23. Febr. 1960 (GVBl. S. 133)

Nordrhein-Westfalen: Übergangsgesetz zur Ausführung des Wasserhaushaltsgesetzes vom 27. Juli 1957 vom 24. Febr. 1960 (GVBl. Ausg. A, S. 17)

Schleswig-Holstein: Wassergesetz des Landes Schleswig-Holstein vom 25. Febr. 1960 (GVBl. S. 39)

Baden-Württemberg: Wassergesetz für Baden-Württemberg vom 25. Febr. 1960 (GBl. S. 17)

Hamburg: Hamburgisches Wassergesetz vom 20. Juni 1960 (GVBl. I, S. 335)

Saarland: Gesetz Nr. 714 „Saarländisches Wassergesetz" vom 26. Juni 1960 (Amtsbl. S. 511)

Hessen: Hessisches Wassergesetz vom 6. Juli 1960 (GVBl. S. 69)

Niedersachsen: Niedersächsisches Wassergesetz vom 7. Juli 1960 (GVBl. S. 105)

Rheinland-Pfalz: Landeswassergesetz vom 1. August 1960 (GVBl. S. 153)

Zusammen mit dem WHG bedeuten diese Länder-Wassergesetze in einer Reihe von Punkten einen wesentlichen Fortschritt im Sinne einer zeitgemäßen Ordnung der Mengen- und Gütewirtschaft des Wassers (s. auch E. NAUMANN, Bundesgesundheitsbl. 2 (1959) Nr. 17 S. 269).

Der sachliche Geltungsbereich des WHG (§ 1) erstreckt sich im Gegensatz zu manchen bisherigen Ländergesetzen nicht nur auf das Oberflächenwasser, sondern auch auf das Grundwasser. Die Benutzung der Gewässer erfordert eine behördliche *Erlaubnis* oder *Bewilligung* (§ 2), die unter Bedingungen, Auflagen und Vorbehalten erteilt werden können (§ 4 und 5). Was unter Benutzungen zu verstehen ist, bestimmt § 3; hier sind praktisch alle qualitativen und quantitativen Einwirkungen auf Oberflächen- und Grundwasser aufgezählt. Die Rechtstitel der Erlaubnis und Bewilligung sind zu versagen, soweit davon eine nicht vermeidbare Beeinträchtigung des Wohls der Allgemeinheit, insbesondere eine Gefährdung der öffentlichen Wasserversorgung zu erwarten ist; letzterer wird damit der Vorrang eingeräumt.

Der mindere Rechtstitel der *Erlaubnis* ist widerruflich und kann befristet werden (§ 7); die *Bewilligung* dagegen (§ 8) bietet eine dauerhaftere Rechtsbasis, da sie nur dann beschränkt oder zurückgenommen werden kann, und zwar gegen Entschädigung, wenn ihre Aufrechterhaltung eine erhebliche Beeinträchtigung

---

* Bundesgesundheitsblatt 3 (1960) S. 405 — Gas- und Wasserfach 101 (1960) S. 625, 1026 u. 1094.

des Wohls der Allgemeinheit, insbesondere der öffentlichen Wasserversorgung erwarten läßt (§ 12). Sie muß jedoch befristet werden und darf nur erteilt werden, wenn dem Unternehmer die Durchführung seines Vorhabens ohne eine gesicherte Rechtsstellung nicht zugemutet werden kann (§ 8). Unbeschadet dessen ist die Vorbehaltsklausel des § 5 anzuwenden, die nachträglich zusätzliche Anforderungen z. B. an die Beschaffenheit einzuleitender Abwässer oder an Wasseruntersuchungen vorsieht. Mißbräuchliche wiederholte Überschreitung der Bewilligung kann deren entschädigungslose Zurücknahme zur Folge haben. Das gleiche ist der Fall bei Hortung von Wasserrechten, also wenn z. B. die Benutzung nicht innerhalb einer gesetzten angemessenen Frist begonnen oder länger als drei Jahre nicht ausgeübt wird (§ 12). Für neue Benutzungen bedürfen in Zukunft auch Wasser- und Bodenverbände einer Erlaubnis oder Bewilligung (§ 13). Für Planfeststellungen oder bergrechtliche Betriebspläne, die mit Gewässerbenutzung verbunden sind, ist Einvernehmen mit der zuständigen Wasserbehörde erforderlich (§ 14). Dem Schutz alter Rechte und ihrer Überleitung auf den neuen Rechtsstatus durch Anmeldung und Ausgleich dienen die §§ 15 — 18.

Den wichtigsten Fortschritt für die öffentliche Wasserversorgung bringt das WHG im § 19 mit den Bestimmungen über die Errichtung von *Wasserschutzgebieten*. Bereits 1906 wurde in der „Anleitung für die Einrichtung, den Betrieb und die Überwachung öffentlicher Wasserversorgungsanlagen, welche nicht ausschließlich technischen Zwecken dienen" (s. Veröff. des Kaiserl. Gesundheitsamtes 1907 S. 683; 1908 S. 218, 1219; 1909 S. 489, 713, 1074; ferner R. ABEL, Die Vorschriften zur Sicherung gesundheitsgemäßer Trink- und Nutzwasserversorgung, Berlin 1911, S. 28), die Einrichtung solcher Schutzbezirke empfohlen. Die bisherigen Länderwassergesetze boten jedoch keine Rechtsgrundlage zur Schaffung solcher Schutzzonen. Die Wasserversorgungsunternehmen waren hierbei in der Regel auf den umständlichen und kostspieligen Weg des Grunderwerbs oder der freiwilligen Vereinbarung angewiesen. Führte das nicht zum Ziel, so mußten sie oft tatenlos zusehen, wie in ihrem Einzugs- oder Gewinnungsgelände Mißstände sich entwickelten, die oft nicht mehr zu beheben waren. Schließlich sahen sich erst in jüngster Zeit einige Länder veranlaßt, spezielle Gesetze zu schaffen, um überhandnehmende Gefahren von der öffentlichen Wasserversorgung abwehren zu können, so *Bayern* durch das Bayerische Landesstraf- und Verordnungsgesetz vom 11. November 1956 (GVBl. I S. 372, Art. 13, Abs. 1 Nr. 2) und *Hessen* durch das Gesetz zur Änderung wasserrechtlicher Vorschriften vom 16. April 1957 (GVBl. S. 50).

Im WHG ist nunmehr durch § 19 die Möglichkeit geschaffen, im Interesse der öffentlichen Wasserversorgung durch ein förmliches Verfahren Wasserschutzgebiete zu errichten, in denen gegen Entschädigung bestimmte Handlungen verboten oder beschränkt und die Eigentümer der Grundstücke zur Duldung bestimmter Maßnahmen verpflichtet werden können. Einzelheiten hierüber werden die Ländergesetze festsetzen, die hoffentlich von dieser Möglichkeit erschöpfenden Gebrauch machen werden.

Die *behördliche Überwachung* (§ 21) muß geduldet werden, sobald die Benutzung eines Gewässers den Gemeingebrauch überschreitet. Diese durchaus notwendige Maßnahme begegnete in der Praxis mangels einer ausreichenden Rechtsgrundlage häufig Schwierigkeiten. Wenn jedoch die Ländergesetze nicht eindeutig festlegen, was unter Gemeingebrauch zu verstehen ist, wird dieser Begriff auch fernerhin unterschiedlich ausgelegt werden. Eine gewisse Erläuterung des Begriffs enthält immerhin der § 24, der den Eigentümer- und Anliegergebrauch eines oberirdischen Gewässers für den eigenen Bedarf erlaubnis- und bewilligungsfrei stellt, wenn dadurch andere nicht beeinträchtigt werden, keine nachteilige Veränderung der Wasserbeschaffenheit, keine wesentliche Verminderung der Wasserführung usw. zu erwarten sind. Der Eigentümer- und Anliegergebrauch an Bundeswasserstraßen und künstlichen Gewässern ist jedoch ausgeschlossen.

Eine klare Entscheidung enthält § 22: der *Verursacher* einer Gewässerverunreinigung ist *schadensersatzpflichtig;* mehrere Verursacher haften gesamtschuldnerisch. Schadensersatzforderungen gegen Inhaber von Bewilligungen, solange diese im Rahmen der angeordneten Auflagen ausgeübt werden, sind jedoch nicht zulässig. Das erhöht einerseits den Wert einer Bewilligung, veranlaßt aber alle möglicherweise Betroffenen zu erhöhter Aufmerksamkeit schon während des Bewilligungsverfahrens. Nur wenn der Betroffene nachteilige Wirkungen während des Bewilligungsverfahrens nicht voraussehen konnte, kann er nachträgliche Auflagen oder Entschädigungen innerhalb von drei Jahren nach Kenntnis der Benachteiligung verlangen (§ 10). Um z. B. auch schleichende oder langsam fortschreitende Verunreinigungen des Grundwassers durch Öl, Industrieabfälle u. dgl. schadensersatzberechtigt zu machen, ist in § 22 Abs. 3 die Frist zur Geltendmachung solcher Ansprüche über die in § 10 Abs. 2 vorgesehenen 30 Jahre hinaus verlängert.

Der zweite Abschnitt umfaßt die *Reinhaltevorschriften*, die zunächst das Einbringen von festen Stoffen (jedoch nicht von Schlamm!) in ein Gewässer zum Zwecke der Entledigung verbieten (§ 26). Stoffe dürfen nur so gelagert und Flüssigkeiten (z. B. Öl) oder Gase nur so in Rohrleitungen transportiert werden, daß eine nachteilige Veränderung des Wassers oder des Wasserabflusses dadurch „nicht zu besorgen ist."

Eine planmäßige Wassergütewirtschaft wird erst durch die von der Fachwelt schon lange erstrebten Reinhalteordnungen möglich, für die in § 27 die Rechtsgrundlage geschaffen ist. Sie können als Rechts- oder Verwaltungsvorschriften erlassen werden und u. a. vorschreiben, welchen qualitativen Mindestanforderungen ein Wasser genügen soll, welche Wassermengen entnommen werden dürfen, daß bestimmte Stoffe nicht oder nur unter bestimmten Mindestanforderungen zugeführt werden dürfen usw.

Die Unterhaltspflichtigen der Gewässer werden in § 29 aufgezählt. Kommen sie ihrer Pflicht nicht genügend nach, so ist diese durch eine Gebietsköperschaft oder einen Wasser- und Bodenverband wahrzunehmen. Kann ein Einvernehmen über den Ausbau eines Gewässers, das der Verwaltung mehrerer Länder untersteht, nicht erzielt werden, so soll der Bund zwischen den Ländern vermitteln, wenn ein beteiligtes Land es beantragt. Hierzu fehlte dem Bund bisher die Kompetenz.

Einen wesentlichen Fortschritt gegenüber dem bisherigen Rechtsstatus bedeuten die *Bestimmungen für das Grundwasser* (§§ 33 — 35). Danach sind erlaubnis- und bewilligungsfrei die Entnahme und Ableitung von Grundwasser für den Eigenbedarf (Haushalt, landwirtschaftlichen Hofbetrieb), soweit die Länder nichts anderes bestimmen. Von weittragender Bedeutung für die Reinhaltung des Grundwassers ist § 34, der bestimmt, daß ein Recht zur Einleitung von Stoffen in das Grundwasser nur dann erteilt werden darf, wenn eine nachteilige Veränderung des Grundwassers nicht zu besorgen ist. Das gleiche gilt ebenso wie für die Oberflächengewässer (§ 26) auch hier für die Beförderung von Flüssigkeiten und Gasen durch Rohrleitungen.

Da die Errichtung von Wasserschutzgebieten und der Erlaß von Reinhalteordnungen nur Teilmaßnahmen sind, die ihre volle Wirksamkeit erst im Zusammenhang mit umfassenderen wasserwirtschaftlichen Ordnungsmaßnahmen entfalten können, sieht das WHG die Aufstellung von *wasserwirtschaftlichen Rahmenplänen* vor, die für ganze Flußgebiete oder Wirtschaftsräume oder für Teile von ihnen gelten und der Entwicklung fortlaufend angepaßt werden sollen. § 36 bezeichnet sie als wasserwirtschaftliche Voraussetzungen, die für die Entwicklung der Lebens- und Wirtschaftsverhältnisse notwendig sind. Die Rahmenpläne sollen von den Ländern aufgestellt werden (was bisher bereits z. T. der Fall war), und zwar nach Richtlinien, die von der Bundesregierung mit Zustimmung des Bundesrates erlassen werden. Die Rahmenpläne sollen die Mengen- und Gütewirtschaft des gesamten Wassers und den Hochwasserschutz umfassen und die Erfordernisse der Raumordnung berücksichtigen.

Die Verpflichtung zur Führung von *Wasserbüchern*, wie sie bereits das Preußische Wassergesetz kannte, ist in § 37 wieder aufgenommen worden; in diese sind die Erlaubnisse, Bewilligungen, alte Rechte, Wasserschutzgebiete und Überschwemmungsgebiete einzutragen, so daß sie ein lückenloses Auskunftswerk über die wasserrechtlichen Verhältnisse eines bestimmten Gebietes darstellen.

Die Strafbestimmungen enthalten bemerkenswerte Verschärfungen gegenüber den meisten bisherigen Wassergesetzen, denen es oft an abschreckender Wirkung fehlte.

Im ganzen bedeutet das WHG gegenüber den bisherigen Ländergesetzen in verschiedener Hinsicht einen wesentlichen Fortschritt, der mit den nun folgenden Ausfüllungsgesetzen der Länder eine neue Epoche der Wasserwirtschaft in der Bundesrepublik einleiten wird, wenn die darin liegenden Möglichkeiten und Aufgaben von den Ländergesetzen ausgeschöpft und von *allen* beteiligten Behörden wahrgenommen werden. Der Umfang der den Behörden gestellten Aufgaben wird hiermit wesentlich größer als bisher, aber die Zukunft unserer Wasserwirtschaft mit allen ihren ökonomischen und kulturellen Ausstrahlungen wird davon abhängen, wie diese Aufgaben gelöst werden. Wenn das Gesetz auch nicht alle von der Fachwelt gehegten Wünsche erfüllt, so ist es doch wirklichkeitsnahe und füllt die ihm durch das Grundgesetz zugesprochene Rahmenkompetenz aus.

Eine Ergänzung des WHG bildet das

5. Gesetz zur Reinhaltung der Bundeswasserstraßen (WStrRG) vom 17. August 1960 (Bundesgesetzbl. II S. 2125; nachrichtlich I S. 724), das am 1. Oktober 1960 in Kraft getreten ist. Die Kompetenz für dieses Gesetz war während der parlamentarischen Beratungen zwischen Bund und Ländern lange umstritten; seine Verfassungsmäßigkeit soll durch das Bundesverfassungsgericht noch überprüft werden. Es gilt für den Bereich der im Eigentum des Bundes stehenden Wasserstraßen, also für Binnen- und Seewasserstraßen des Bundes sowie für bundeseigene Häfen und Talsperren, die Zwecken der Bundeswasserstraßen dienen. Die Bestimmungen des WHG bleiben vom WStrRG unberührt, jedoch sind bundes- und landesrechtliche Vorschriften gleichlautenden oder entgegenstehenden Inhalts nicht mehr anzuwenden (§ 45 Abs. 1). Das Gesetz stellt das Ausfüllungsgesetz zum WHG für den Bereich der Bundeswasserstraßen dar, für den demnach die neuen Ausfüllungsgesetze der Länder keine Gültigkeit haben; es wiederholt auch einige Vorschriften des WHG, ist aber kein Rahmengesetz wie dieses, sondern enthält eine vollständige Regelung mit Verfahrensvorschriften, die nur noch der Ergänzung durch vorgesehene Rechtsverordnungen bedürfen.

Die Vorschriften über den Erlaß von *Reinhalteordnungen* für Bundeswasserstraßen oder Teile von solchen (§ 2) gehen dem Charakter dieses Gesetzes entsprechend über die allgemeine Ermächtigung des WHG (Abschn. 2, § 26 ff.) hinaus und bezeichnen Einzelheiten des Inhalts solcher Reinhalteordnungen, deren Erlaß auf die Wasser- und Schiffahrtsdirektionen übertragen werden kann. Beim Erlaß von Reinhalteordnungen haben die Beiräte mitzuwirken (§ 3), die bei den Wasser- und Schiffahrtsdirektionen aus den an der Wasserwirtschaft interessierten Kreisen zu bilden sind (§ 37). Eine unmittelbare Einflußnahme der Länder auf die Gestaltung der Reinhalteordnungen ist nicht vorgesehen.

Entnahme von Wasser sowie Zuführen, Lagern und Befördern von Stoffen ist nur im Rahmen des Gemeingebrauchs (§ 5), einer Erlaubnis oder Bewilligung (§§ 6 u. 7), eines alten Rechtes (§ 23), einer anderen alten Benutzung (§ 25) oder nach den Vorschriften dieses Gesetzes über das Zuführen von Stoffen aus Schiffen und dergleichen (§§ 43 u. 45) zulässig.

Die Vorschriften über die *Erlaubnis* und *Bewilligung* entsprechen sinngemäß denen des WHG. Die widerrufliche Erlaubnis, die nach längstens 30 Jahren abläuft, kann beschränkt oder widerrufen werden, insbesondere wenn eine Beeinträchtigung des Wohls der Allgemeinheit, vornehmlich der öffentlichen Wasserversorgung, zu erwarten ist (§ 6), die nicht durch Auflagen oder nachträgliche Anordnungen verhütet oder ausgeglichen werden kann (§ 8). Demgegenüber gewährt die Bewilligung das Recht zur Wasserentnahme oder zum Zuführen von Stoffen, wenn dem Unternehmer die Durchführung seines Vorhabens ohne gesicherte Rechtsstellung nicht zugemutet werden kann. Die Bewilligung wird für eine bestimmte Frist erteilt, die in besonderen Fällen 30 Jahre überschreiten darf (§ 7). Erlaubnis und Bewilligung können mit Bedingungen und Auflagen, auch nachträglich, verbunden (§ 9) oder aus Gründen des Wohls der Allgemeinheit, insbesondere zum Schutze der öffentlichen Wasserversorgung, versagt werden, geben aber kein Recht auf Zufluß von Wasser bestimmter Menge und Beschaffenheit (§ 8). Auch die Kosten für Untersuchungen und Beobachtungen können auferlegt werden (§ 9).

Die für die Erlaubnis zuständigen Behörden werden durch Rechtsverordnung vom Bundesminister für Verkehr bestimmt (§ 11), während für das Bewilligungsverfahren die Wasser- und Schiffahrtsdirektionen zuständig sind (§ 12). Werden Belange der Landeskultur oder der Wasserwirtschaft berührt, so darf die Erlaubnis oder Bewilligung nur erteilt werden, wenn die zuständige Landesbehörde nicht widerspricht (§ 10). Die Anträge sind vor der Erteilung der Erlaubnis und Bewilligung öffentlich auszulegen und mit den Beteiligten öffentlich zu erörtern (§§ 11 und 12). Die Einspruchsfrist beträgt bei Bewilligungsanträgen zwei Wochen (§ 13), nach deren Ablauf über den Antrag in einem bestimmten Verfahrensmodus mündlich zu verhandeln ist (§ 14). Im Interesse des Wohls der Allgemeinheit, insbesondere der öffentlichen Wasserversorgung, kann eine Bewilligung gegen Entschädigung beschränkt oder zurückgenommen werden (§ 20), ohne Entschädigung jedoch nur dann, wenn die Bewilligung auf Grund unrichtiger Nachweise erteilt worden ist, die Benutzung innerhalb einer angemessenen Frist nicht begonnen oder drei Jahre lang nicht ausgeübt worden ist, der Zweck sich wesentlich geändert hat oder trotz Warnung der Rahmen der Bewilligung erheblich überschritten wurde oder Auflagen und Bedingungen nicht erfüllt wurden. Wasser- und Bodenverbände bedürfen nur dann keiner Erlaubnis oder Bewilligung, wenn ein altes Recht besteht (§ 22).

Im übrigen ist eine Erlaubnis oder Bewilligung nicht erforderlich auf Grund von Rechten, die nach den Landeswassergesetzen erteilt oder durch sie aufrechterhalten worden sind, ferner auf Grund von Bewilligungen nach der Verordnung über Vereinfachungen im Wasser- und Wasserverbandrecht vom 10. Februar 1945 (Reichsgesetzbl. I S. 29), auf Grund einer nach der Gewerbeordnung erteilten Anlagegenehmigung und auf Grund gesetzlich geregelter Planfeststellungsverfahren (§ 23). Alte Rechte und Befugnisse sind nach öffentlicher Aufforderung innerhalb von drei Jahren zur Eintragung in das Wasserbuch anzumelden, widrigenfalls sie zehn Jahre nach der öffentlichen Aufforderung erlöschen (§ 24). Nicht betroffen werden hiervon die Rechte und Befugnisse, die im Grundbuch oder in einem nach Landesrecht vorgeschriebenen Register eingetragen sind oder bei einer für das Wasser zuständigen Behörde (also z. B. den Landeswasserbehörden) aktenkundig sind, wenn sie bis zum Beginn der dreijährigen Anmeldefrist mittels einer rechtmäßigen Anlage ausgeübt worden sind. Hierin liegen weitgehende Sicherungen gegen den Verfall alter Rechte. Rechtmäßige alte Benutzungen, für die aber beim Inkrafttreten des WStrRG — also am 1. Okt. 1960 — keine genehmigten Anlagen vorhanden waren, bedürfen erst nach fünf Jahren — also bis zum 23. Sept. 1965 — einer Bewilligung oder Erlaubnis (§ 25).

Die Vorschriften über den Ausgleich von Rechten und Befugnissen (§ 26), über Entschädigung (§ 28 bis 32) und gesamtschuldnerische Schadenshaftung (§ 34) entsprechen denen des WHG.

Die Überwachung der Benutzung durch die Wasser- und Schiffahrtsverwaltung wird durch § 33 geregelt. Auch für die Bundeswasserstraßen werden von der Wasser- und Schiffahrtsverwaltung Wasserbücher angelegt (§ 35), in die alle Erlaubnisse, Bewilligungen und alte Rechte eingetragen werden, und die von jedem Interessenten eingesehen werden können.

Die Strafbestimmungen enthalten in § 42 die Androhung einer Geldbuße bis zu 10 000 DM gegen den Inhaber oder Leiter eines Unternehmens, der vorsätzlich seine Aufsichtspflicht verletzt hat. In § 43 wird der Bundesminister für Verkehr ermächtigt, durch Rechtsverordnung Vorrichtungen und Maßnahmen gegen die Verunreinigung einer Bundeswasserstraße durch Abfallstoffe aus Schiffen usw. vorzuschreiben. Auf diese Weise können z. B. Bordentöler für die Bilgewässer obligatorisch gemacht und Vorschriften über die Ablieferung von Altöl und dgl. erlassen werden. Dem gleichen Zweck dient die bemerkenswerte Neuerung des § 44 über die Förderung von Abwasseranlagen für Schiffe: der Bund hat zur Abwendung einer Gefährdung des Wohls der Allgemeinheit, insbesondere der öffentlichen Wasserversorgung, die Errichtung und den Ausbau von ortsfesten Anlagen zur Unschädlichmachung des Abwassers und sonstiger Abfallstoffe von

Schiffen (z. B. von Tankerspülwässern) zu fördern; die Richtlinien über die Durchführung der hierzu erforderlichen Maßnahmen und über den Einsatz der hierfür erforderlichen Mittel erläßt die Bundesregierung.

Im ganzen bietet auch dieses Gesetz weitgehende, bisher nicht vorhandene Möglichkeiten zum Schutze des allgemeinen Wohls und im besonderen der öffentlichen Wasserversorgung. Es darf erwartet werden, daß in Anbetracht der starken und in Zukunft sicherlich noch wachsenden Heranziehung der Bundeswasserstraßen zur Trinkwasserversorgung von diesen Möglichkeiten ausgiebiger Gebrauch gemacht wird. Aber nicht in allen Fällen gibt das WStrRG Antwort. Unklar bleibt, ob bei einer Uferfiltrationsanlage eine Bewilligung nach Landesrecht (für Grundwasser) oder nach Bundesrecht (für Flußwasser) oder nach beiden zu erteilen ist.

6. **Atomgesetz.** Das *Gesetz über die friedliche Verwendung der Kernenergie und den Schutz gegen ihre Gefahren (Atomgesetz) vom 23. Dezember 1959* (Bundesgesetzbl. I S. 814) hat u. a. die Zweckbestimmung, Leben und Gesundheit vor den Gefahren der Kernenergie und der schädlichen Wirkung ionisierender Strahlen zu schützen (§ 1 Ziff. 2). Demgemäß enthält es Bestimmungen über die Ein- und Ausfuhr, die Beförderung, die Verwahrung, den Besitz und die Ablieferung von Kernbrennstoffen, die Genehmigung von Anlagen zur Erzeugung oder zur Aufarbeitung bestrahlter Kernbrennstoffe und schreibt in § 12 vor, daß durch Rechtsverordnung Schutzmaßnahmen vorgeschrieben werden können (Strahlenschutzverordnungen), die sich u. a. auf Vorsorge- und Schutzmaßnahmen zum Schutze einzelner und der Allgemeinheit erstrecken sowie *maximale Konzentrationen* an radioaktiven Stoffen *in Luft und Wasser* festsetzen, die Art der Buchführung über Abgabe und Verbleib radioaktiver Stoffe und die Meldung von Betriebsunfällen beim Umgang mit radioaktiven Stoffen sowie die Aufbewahrung und Beseitigung radioaktiver Abfallstoffe vorschreiben, d. h. die Behandlung radioaktiver Abwässer und fester Abfälle regeln. Die Aufsichtsbehörde kann ferner die Beseitigung eines Zustandes anordnen, der den Vorschriften widerspricht, oder aus dem sich Gefahren für Leben und Gesundheit ergeben können, und kann entsprechende Schutzmaßnahmen vorschreiben.

Auch dieses Gesetz stellt an die Mitwirkung der Gesundheitsbehörden auf dem Gebiet der Siedlungswasserwirtschaft neue Anforderungen, die auch erhebliche Verantwortung mit sich bringen.

7. **Strahlenschutzverordnung.** Das tritt besonders in Erscheinung bei der *Ersten Verordnung über den Schutz vor Schäden durch Strahlen radioaktiver Stoffe (Erste Strahlenschutzverordnung) vom 24. Juni 1960* (Bundesgesetzbl. I S. 430). Ihr Anwendungsbereich erstreckt sich auf jeden Umgang mit radioaktiven Stoffen (§ 1), also auch auf die Dekontaminierung von Wasser und Abwasser. Wer mit radioaktiven Stoffen umgeht, deren Radioaktivität bestimmte Freigrenzen überschreitet (§ 7 Abs. 1), bedarf der Genehmigung, die u. a. zu erteilen ist, wenn überwiegende öffentliche Interessen, insbesondere hinsichtlich Reinhaltung von Luft, Wasser und Boden, dem Vorhaben nicht entgegenstehen (§ 3 Abs. 2 Zi. 6). Der Gebrauch von Uran- und Thoriumverbindungen im chemischen Laboratorium ist jedoch genehmigungsfrei (§ 8). Treten in Wasserwerken und Kläranlagen radioaktive Stoffe auf, so muß der Inhaber der Anlage der Aufsichtsbehörde unverzüglich

darüber Anzeige erstatten, sobald er von der erhöhten Radioaktivität des Wassers Kenntnis erlangt (§ 10). Das kann als Folge eines Reaktor-Unfalls, einer unzulässigen Ableitung radioaktiver Abwässer oder von radioaktiven Niederschlägen der Fall sein.

Die Verantwortlichen müssen dafür sorgen, daß aus Kontrollbereichen möglichst geringe Mengen radioaktiver Stoffe in die Luft und das Wasser gelangen. Für die einzelnen Nuklide sind höchstzulässige Konzentrationen für Luft und Wasser festgesetzt worden. Abwasser darf in Abwässerkanäle oder Vorfluter nur eingeleitet werden, wenn bestimmte Höchstkonzentrationen der einzelnen radioaktiven Stoffe nicht überschritten werden. Die Landesbehörden können jedoch niedrigere Konzentrationen vorschreiben oder höhere Konzentrationen zulassen, wenn das zum Schutze einzelner oder der Allgemeinheit erforderlich bzw. möglich ist. Die Unterbringung radioaktiver Stoffe im Boden erfordert jedoch in jedem Fall eine Genehmigung (§ 34). Sonst müssen diese Stoffe zum Zwecke der Beseitigung in eine nach Landesrecht zu bestimmende Sammelstelle verbracht werden. Für begrenzte Mengen kurzlebiger Isotope kann die Genehmigungsbehörde unter bestimmten Voraussetzungen Erleichterungen zulassen (§ 42).

Den *Wasserversorgungsunternehmen* und den Anstalten zur *Abwasserbeseitigung* erwachsen zwar aus der Strahlenschutzverordnung bestimmte Aufgaben, jedoch schließen sie für diese nicht die Pflicht ein, die Radioaktivität von Wasser und Abwasser zu überwachen. Immerhin wird auf freiwilliger Basis Wasser und Abwasser in der Bundesrepublik in großem Umfang kontrolliert. Nach Angaben des Bundesministers für Atomkernenergie und Wasserwirtschaft befinden sich unter den 81 ständigen Meßstellen 16 bei öffentlichen Wasserwerken, 8 bei Trinkwasser-Talsperren, 39 Stellen für die Überwachung von Fluß- und Grundwasser sowie 16 Stellen für die Überwachung von Zisternen im Auftrage von Landesregierungen. Die Feststellung der Radioaktivität von Trinkwasser und Abwasser sollte in erster Linie Aufgabe der staatlichen Überwachungsorgane sein. Die beim Bundesgesundheitsamt, Institut für Wasser-, Boden- und Lufthygiene, vorgesehene Zentralstelle für die Auswertung der gesamten Strahlenbelastung wird sich auch mit der Zusammenfassung der Meßergebnisse von Wasser und Abwasser zu beschäftigen haben.

8. **Atomanlagen-Verordnung.** Die *Verordnung über das Verfahren bei der Genehmigung von Anlagen nach § 7 des Atomgesetzes (Atomanlagen-Verordnung) vom 20. Mai 1960* (Bundesgesetzbl. I S. 310) schreibt für die Genehmigungsbehörden die Einzelheiten des Verfahrens vor. Dem Antrag sind Pläne und Beschreibungen beizufügen, insbesondere ein Sicherheitsbericht, der alle mit der Anlage verbundenen Gefahren und die vorgesehenen Sicherheitsmaßnahmen darlegt.

Die Prüfung des Antrages durch die Genehmigungsbehörde hat sich auf alle in Betracht kommenden öffentlich-rechtlichen Vorschriften zu erstrecken, insbesondere die des Bau- und *Wasserrechts*. Damit ist der Sachzusammenhang mit dem WHG und den Länder-Ausfüllungsgesetzen sichergestellt.

9. **Notwendige Maßnahmen zum Schutze der Wasserversorgung vor radioaktiven Substanzen.** Herausgegeben von DVGW, VGW, ATV, Fachgruppe Wasserchemie in der GDCh. Ausgabe Januar 1960.

Die von einer gemeinsamen Kommission der genannten Organisationen aufgestellten Grundsätze bilden eine Ergänzung des Atomgesetzes und der Strahlenschutzverordnung und enthalten Maßnahmen zum Schutze der Wasserversorgung und Forderungen für die Zusammenarbeit zwischen Wasserwirtschaft und Atomwirtschaft. Ausgehend von der Feststellung, daß die Entfernung radioaktiver Verunreinigungen aus dem Rohwasser der Wasserwerke wirtschaftlich nicht möglich ist, wird eine besonders sorgfältige Festsetzung der maximal zulässigen Konzentrationen radioaktiver Stoffe (MZK) für Abwasser, Oberflächenwasser und Trinkwasser gefordert. Bei der Standortwahl sind alle Beeinträchtigungsmöglichkeiten von ober- und unterirdischem Wasser sorgfältig zu prüfen; bei Genehmigungsverfahren für Anlagen der Atomwirtschaft wird die Mitwirkung sowohl der Wasseraufsichtsbehörden als auch der Unternehmen der Wasserversorgung und Abwasserbehandlung gefordert, desgleichen die ständige Überwachung von Wasser, Boden und Luft in der Umgebung der Betriebsstätte und die Entleerung von Speicherbecken für radioaktive Abwässer nur durch Pumpen nach Feststellung der Unbedenklichkeit.

Inzwischen hat die Erfahrung bereits gezeigt, daß diese Forderungen realisierbar sind, und daß in allen Fällen etwa danach gehandelt wird.

10. Richtlinien für die Einrichtung von Schutzgebieten für Trinkwassergewinnungsanlagen. (Trinkwasserschutzgebiete).

I. Teil: Schutzgebiete für Grund- und Quellwassergewinnungsanlagen. DVGW-Arbeitsblatt W 101, Ausg. Januar 1953.

Diese z. Z. in Neubearbeitung befindlichen Richtlinien haben an realem Wert ganz erheblich gewonnen, nachdem durch das WHG die rechtliche Grundlage zur Einrichtung der dringend notwendigen Schutzgebiete geschaffen ist. Die „Arbeitsgruppe Schutzgebiete" der Länderarbeitsgemeinschaft Wasser plant, sie in die Ausführungsbestimmungen der Länderwassergesetze einzugliedern.

Die Richtlinien sind gegliedert in Verunreinigungsmöglichkeiten des Grundwassers und ihre Auswirkung, Einteilung und Bemessung von Schutzgebieten, Gliederung des Schutzgebietes in Fassungsbereich, engere und weitere Schutzzone, Beurteilung der Untergrundbeschaffenheit als Grundlage für die Einteilung und Bemessung der Schutzgebiete sowie Schutzmaßnahmen in den drei Bereichen.

Der *II. Teil: Schutzgebiete für Trinkwassertalsperren* (DVGW-Arbeitsblatt W 102, Ausg. Sept. 1959) bildet die lange erwartete Ergänzung für die leichter als das Grundwasser gefährdeten Talsperren. Bereits in **DIN 19700** „Stauanlagen: Richtlinien für den Entwurf, Bau und Betrieb, Teil I Talsperren" vom Februar 1953 (s. u.) sind gewisse Maßnahmen zum Schutze des gestauten Wassers gefordert; es fehlen aber nähere Angaben über die praktische Durchführung der Maßnahmen. Auch diese Schutzgebiete sollen in drei Zonen gegliedert werden: den Stauraum mit der Uferzone, die engere und die weitere Schutzzone. Art und Umfang der Schutzmaßnahmen für die einzelnen Schutzzonen werden angegeben. Wichtig sind ferner die Richtlinien für die Überwachung des Einzugsgebietes und des Talsperrenwassers.

Die Einrichtung von Schutzgebieten wird als eine der zum Schutze der Trinkwasserversorgung notwendigen Maßnahmen bezeichnet. Die Richtlinien sollen in erster Linie dem Werkleiter bzw. dem Talsperrenunternehmer dienen; sie wenden sich darüber hinaus aber auch an die Behörden und Planungs- und Aufsichtsstellen, denen sie Anregungen und Hinweise geben wollen. Sie stellen keine starren

Forderungen auf, sondern bieten Ratschläge, deren Verwirklichung den jeweiligen Verhältnissen sinn- und sachgemäß anzupassen ist. Sie haben sich bei allen Beteiligten bereits durchgesetzt und in der Praxis ausgezeichnet bewährt. Es ist jedoch keineswegs notwendig, in jedem Falle alle Vorschläge im einzelnen zu verwirklichen; der Fachmann, dessen Rat in der Regel nicht zu entbehren sein wird, kann die richtige Beschränkung auf das Notwendige finden; dies ist schon mit Rücksicht auf die finanziellen Folgen notwendig. Denn bei großen Einzugsgebieten können sich aus unnötigen Nutzungsbeschränkungen für das Wasserwerk sehr hohe Entschädigungslasten u. dgl. ergeben.

Ähnliche Gesichtspunkte spielen auch bei den

11. Vorläufigen Richtlinien für Lagerbehälter aus Stahl für flüssige Brennstoffe eine Rolle, die von der Arbeitsgemeinschaft der für das Bau-, Wohnungs- und Siedlungswesen zuständigen Länderminister (ARGEBAU) im Einvernehmen mit den zuständigen Fachorganisationen aufgestellt wurden und inzwischen von einer Anzahl Länder zugleich mit **DIN 6608** „Geschweißte Behälter aus Stahl für die unterirdische Lagerung flüssiger Mineralölprodukte" (Mai 1959) bauamtlich eingeführt bzw. für verbindlich erklärt wurden, so z. B. von Nordrhein-Westfalen durch Runderlaß vom 23. 4. 1959 (MinBl. NRW Ausg. A vom 1. Juni 1959), von Hessen am 23. Juli 1959 und von Bayern am 17. August 1959.

Hier handelt es sich wirklich um ein großes, aktuelles Problem: die Gefahr, die dem *Grund- und Oberflächenwasser* durch *Verunreinigung mit Treibstoffen und Heizöl* droht. Wir kennen bereits eine lange Liste solcher Verunreinigungen; und unsere Wasserstraßen werden durch die schnell angewachsene Motor- und Tankschiffahrt sehr stark verölt.

Abgesehen davon ergeben sich für das Oberflächen- und Grundwasser zwei Gefahrenquellen: *ölhaltige Abwässer*, besonders industrieller Art, und *Lagerbehälter* für flüssige Brennstoffe. Für die genannten Abwässer gilt, daß Kläranlagen üblicher Art ohne besondere Einrichtungen diese Stoffe nicht oder nur unvollkommen aus dem Abwasser entfernen können. Im Vorfluter schädigen sie die Selbstreinigung und gelangen von dort bei direkter Entnahme oder auch auf dem Wege der Uferfiltration oder künstlichen Grundwasseranreicherung in das Trinkwasser. Denn die Bodenpassage kann diese Stoffe nur vorübergehend zurückhalten oder abbauen, und aus dem Trinkwasser können sie nur mit Hilfe teurer, besonderer Verfahren teilweise entfernt werden (Ozon, Chlordioxyd, Aktivkohle usw.). Bei der rapiden Zunahme der Lagerbehälter — man spricht von 150 000 bis 180 000 neuen Behältern jährlich, d. s. 400—500 Behälter täglich! — kennzeichnet sich das Problem dadurch, daß es sich um eine große Zahl von weitverstreuten Objekten handelt, die nicht nur auf Flugplätzen, Großgaragen, Tankstellen und Industrieanlagen, sondern auch bei zahllosen Wohnhäusern als Heizölbehälter untergebracht sind. Das plötzliche Auslaufen großer Ölmengen ist weniger gefährlich, weil es in der Regel sofort erkannt wird und Gegenmaßnahmen getroffen werden können; schlimmer sind die schleichenden Verluste, die, wenn überhaupt, erst nach geraumer Zeit, u. U. nach Jahrzehnten bemerkt werden, wenn es für Abwehrmaßnahmen zu spät ist.

Die erste Initiative in dieser Sache ging von der Schweiz aus: bereits 1954 hatte der Schweizerische Verein von Gas- und Wasserfachmännern , Technische Richtlinien zum Schutze des Grundwassers gegen Verunreinigung durch Lagerflüssigkeiten" herausgegeben (A. G. Fachschriften-Verlag und Buchdruckerei, Zürich; abgedruckt im „Monats-Bulletin" des Vereins 1954, S. 287—294), die Bauvorschriften mit Musterbeispielen sowie Maßnahmen zum Korrosionsschutz der Behälter enthalten. Diese Vorarbeit hat sich die ARGEBAU für ihre „*Vorläufigen Richtlinien*" nutzbar gemacht. In dem schon genannten Runderlaß des Landes Nordrhein-Westfalen vom 23. 4. 1959 wird z. B. den Wasserwirtschaftsämtern auferlegt, den Baugenehmigungsbehörden Karten zur Verfügung zu stellen, in denen die schutzbedürftigen Gebiete, gegliedert nach Zonen, mit Angabe der Sicherheitsforderungen gekennzeichnet sind. Ferner dürfen nur solche Behälter verwendet werden, die mit dem Gütezeichen der „Gütegemeinschaft unterirdischer Lagerbehälter e. V." versehen sind, zu der sich die Hersteller auf freiwilliger Grundlage zusammengeschlossen haben.

Die dem Runderlaß als Anlage beigefügten „Vorläufigen Richtlinien" der ARGEBAU umfassen u. a. Angaben über die Verwendung und Nachprüfung gebrauchter Behälter, den Korrosionsschutz, den Transport und Einbau, die Schlußprüfung und die Sicherheitsforderungen für die Behälter. Beigefügt sind Musterzeichnungen von Schutzschalen und Schutzwannen zum Auffangen austretenden Öls sowie Angaben über den kathodischen Korrosionsschutz. Für den Normalfall werden die teuren Schutzwannen (s. Abb. 1) nicht gefordert. Aber auch die einfacheren Schutzschalen (s. Abb. 2) und der kathodische Schutz würden bei den Neueinbauten jährlich viele Millionen DM erfordern. Ein besonderes Problem ist der Schutz gegen Überfüllung und Überlaufen der Behälter. Die einzige erwähnenswerte Vorrichtung hierfür ist wohl die Windpfeife, die ertönt, solange noch Luft aus dem Behälter verdrängt wird. Für die Leckanzeige fehlt es jedoch noch an erprobten Geräten.

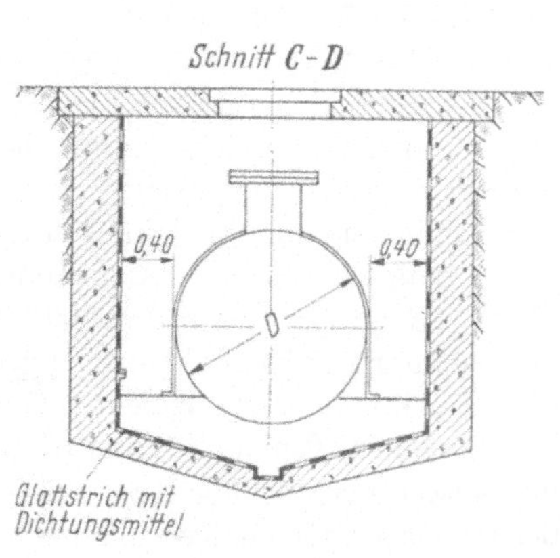

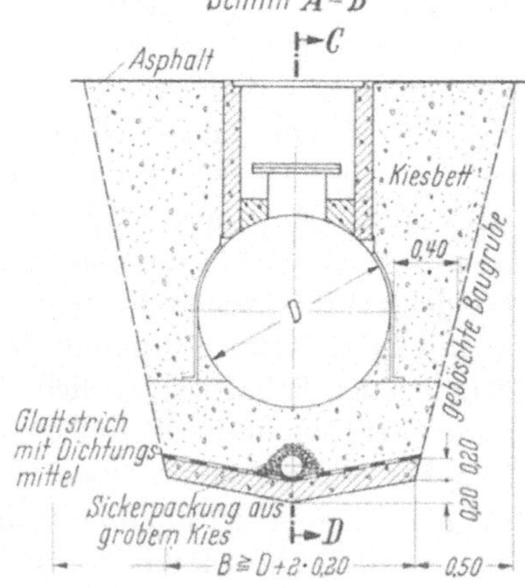

Abb. 1. Schutzwanne
Abb. 2. Schutzschale

nach den „Vorläufigen Richtlinien für Lagerbehälter aus Stahl für flüssige Brennstoffe" der ARGEBAU

Die Ländergesetze zum WHG werden sich auch mit diesem Problem befassen müssen. Vorgesehen ist dort eine *Meldepflicht* für solche Behälter, wobei die Anschauungen über die untere Grenze ihrer meldepflichtigen Größe schwanken; von wasserfachlicher Seite wird ein Mindestinhalt von 5000 l als zu groß angesehen. Andererseits bezeichnet die Industrie manche der vorgeschlagenen Schutzmaßnahmen als übertrieben und zu aufwendig. Zweifellos werden aber in Zukunft für den Schutz der Behälter erhebliche Kosten aufgewendet werden müssen.

12. Gütenormen für Trinkwasser. Wenn soviel vom Schutz des Wassers gegen Verunreinigungen, in erster Linie zur Gewährleistung eines guten Trinkwassers, die Rede ist, so liegt die Frage nach *qualitativen Normen für Trinkwasser* nahe. In der Bundesrepublik gibt es jedoch *keine umfassende rechtsverbindliche Norm* dieser Art, wenn man von den völlig veralteten und unzulänglichen „Grundsätzen für die Reinigung von Oberflächenwasser durch Sandfiltration" von 1894 bzw. 1899 absieht (s. Rud. ABEL, Die Vorschriften zur Sicherung gesundheitsgemäßer Trink- und Nutzwasserversorgung. Berlin 1911; Veröff. des Kaiserl. Gesundh.-Amtes 1899 S. 107), die den zulässigen Keimgehalt des Ablaufs von Langsamsandfiltern auf 100 Keime/cm³ begrenzen. Darüber hinaus sind zu erwähnen die neuen DIN 2000 und 2001 „Leitsätze für die zentrale bzw. Einzel-Trinkwasserversorgung", die jedoch nur als „anerkannte Regeln der Technik" anzusehen, aber nicht rechtsververbindlich sind. Sie stellen eine Erweiterung der 1947 vom Institut für Wasser,- Boden- und Lufthygiene herausgegebenen, von R. HEY bearbeiteten „Hygienischen Richtlinien für die Trinkwasserversorgung" dar; die vor dem letzten Kriege in Angriff genommenen „Reichsleitsätze für die Trinkwasserversorgung" sind leider nicht zum Abschluß gekommen.

Nun hat die *Weltgesundheitsorganisation* 1958 internationale Normen aufgestellt: „*Normes Internationales applicables à l'eau de boisson*", (Genève 1958), die allerdings 1959 durch die für deutsche Verhältnisse besser geeigneten „*Einheitlichen Anforderungen an die Trinkwasserbeschaffenheit und Untersuchungsverfahren in Europa*" ergänzt wurden, die von einer vom Europa-Büro der Weltgesundheitsorganisation eingesetzten Studiengruppe erarbeitet wurden (in deutscher Übersetzung von H. KRUSE erschienen in der Schriftenreihe des Vereins für Wasser-, Boden- und Lufthygiene, Gustav-Fischer-Verlag, Stuttgart 1959). Die Schrift enthält Vorschläge für die bakteriologische, physikalische und chemische Untersuchung und für die Anforderungen an die Beschaffenheit des Trinkwassers. Zum Vergleich sei auf die vom Schweizerischen Verein von Gas- und Wasserfachmännern 1950 herausgegebenen „Leitsätze für die Kontrolle von Trinkwasseranlagen" verwiesen (A.-G. Fachschriften-Verlag u. Buchdruckerei, Zürich). Diese nehmen Bezug auf das Schweizerische Lebensmittelbuch, das 1937 für amtlich erklärt wurde (bearbeitet vom Schweizerischen Verein analytischer Chemiker, 4. Auflage 1939, Eidgen. Drucksachen- und Materialzentrale, Bern), und das Vorschriften für die chemische und bakteriologische Untersuchung und Grundsätze für die Beurteilung des Trinkwassers enthält. Die Schaffung eines solchen Lebensmittelbuches ist dem Bundesminister des Innern durch Art. 7 des neuen Lebensmittelgesetzes vom 21. Dez. 1958 aufgegeben.

13. Erste Empfehlungen für die Sicherstellung der Trinkwasserversorgung im Luftschutz (DVGW-Arbeitsblatt W 800, Ausg. Oktober 1957). Das Arbeitsblatt, das z. Z. neu bearbeitet wird, macht den Versuch, für die im Rahmen der Luftschutzbestimmungen aus luftschutztechnischen Gründen zu stellenden Anforderungen an die Wasserversorgung Empfehlungen aufzustellen, die in Maßnahmen bei der zentralen Wasserversorgung und für die Einzel- und Notversorgung sowie für die Behandlung verunreinigten und radioaktiven Wassers gegliedert sind. Aus Luftschutzgründen sollen neben der zentralen Wasserversorgung in gewissem Umfange hygienisch einwandfreie Einzelversorgungen vorhanden sein; darüber hinaus läßt sich in vielen Fällen eine Notwasserversorgung einrichten.

Die den Wasserversorgungsunternehmen empfohlene Aufstellung eines Luftschutzplans wird die Mitwirkung des Amtsarztes erfordern, der sich mit diesen Anforderungen vertraut machen muß.

Die rechtliche Grundlage für Auflagen dieser Art ist durch das

14. Erste Gesetz über Maßnahmen zum Schutz der Zivilbevölkerung vom 9. Okt. 1957 (Bundesgesetzbl. I S. 1696) geschaffen worden. In § 22 Abs. 2 ist vorgeschrieben, daß bei der Errichtung von Betrieben, Anlagen oder Einrichtungen der öffentlichen Versorgung mit Wasser und der Abwasserbeseitigung in Gemeinden mit mindestens 10 000 Einwohnern bauliche Luftschutzmaßnahmen zur Sicherstellung der Eigen- und Fremdversorgung mit Wasser zu treffen sind. Diese Vorschrift bezieht sich also nur auf die Schaffung neuer Anlagen; bestehende Einrichtungen werden hiervon nicht berührt.

Die nach § 23 Abs. 2 vom Bundesminister des Innern im Einvernehmen mit den beteiligten Bundesministern zur Durchführung des § 22 erforderlichen Vorschriften sind noch nicht erlassen.

15. Die „Chemische Wasserstatistik der Wasserwerke in der Bundesrepublik Deutschland und West-Berlin" (herausgegeben vom DVGW, bearb. von G. GIEBLER. 3. Ausg. München 1959) stellt eine umfassende Orientierungsquelle über die Trinkwasserbeschaffenheit dar. Es sind 727 Gemeinden bzw. Wasserversorgungsunternehmen erfaßt, die über 90% der Förderung der öffentlichen Wasserwerke mit rd. 75% der zentralversorgten Einwohner des Bundesgebiets repräsentieren. Die Statistik enthält Angaben über die wichtigsten Rohwasser-Merkmale, die Herkunft des Wassers, die Art der Aufbereitung und ausführliche Reinwasseranalysen mit der Liefermenge für 24 Stunden.

Schließlich soll hier auf einige Normen und Arbeitsblätter hingewiesen werden, die sich mit Begriffsbestimmungen zum Zwecke eines einheitlichen, unmißverständlichen Sprachgebrauches befassen. Der ständig zunehmende Stoffumfang des Gebietes der Wasserversorgung erhöht die Gefahr des Auseinanderfallens in Teilgebiete, die den Zusammenhang miteinander zu verlieren drohen und zur Ausbildung eigener Terminologien neigen, die im Nachbargebiet nicht mehr verstanden oder falsch angewendet werden. Dem wollen die folgenden Druckschriften entgegenwirken.

16. DIN 4046: *Wasserversorgung, Fachausdrücke und Begriffserklärungen* (April 1960). Vorangestellt ist ein alphabetisches Verzeichnis der Fachausdrücke, dem ihre Erklärungen folgen, geordnet nach den Abschnitten Allgemeines, Gewinnung, Aufbereitung, Speicherung, Fortleitung und Verteilung des Wassers. Im ganzen sind es etwa 160 Fachausdrücke aller einschlägigen Gebiete der Technik und Naturwissenschaften.

17. DIN 4049: *Gewässerkunde, Fachausdrücke und Begriffserklärungen* Teil I quantitativ (März 1954); Teil II qualitativ (April 1960). — Teil I umfaßt etwa 330, Teil II etwa 160 Fachausdrücke, geordnet nach dem Alphabet und nach den Fachgebieten Allgemeine Begriffe, Wasserkreislauf, Eisverhältnisse, ober- und unterirdische Gewässer und gewässerkundliche Statistik, bzw. chemische, physikalische, biologische und hygienisch-bakteriologische Fachausdrücke. Dem Teil I ist eine Anzahl von sehr instruktiven Bildern mit Erläuterungen beigefügt.

18. **Begriffe der Chlorung.** DVGW-Arbeitsblatt W 203 (Dezember 1959). Die Druckschrift will die begrifflichen Unklarheiten auf dem Gebiet der Wasserchlorung beseitigen, die häufig zu Verwechslungen und Mißverständnissen Veranlassung gegeben haben. Es werden Begriffsbestimmungen für die Chlorungsverfahren, die Chlorzusatzmengen und das im Wasser gelöste Chlor aufgeführt. Angefügt ist ein englisches und französisches Vokabular der künftig allein zu verwendenden Begriffe, wobei außerdem 38 nicht mehr zu verwendende Ausdrücke aufgeführt werden. Die Anwendung des Arbeitsblattes, das eine sehr nützliche Sprachbereinigung bringt, ist dringend zu empfehlen.

19. **Entwurf DIN 19640** (Januar 1960): *„Härte eines Wassers, Grundbegriff und Maßeinheit"*

und **Entwurf DIN 19641** (Januar 1960): *„Säureverbrauch eines Wassers, Grundbegriff und Maßeinheit"*, die hier der Vollständigkeit halber angeführt seien. Die alten Normblätter von 1936 waren vollständig überholt, so daß sich das Bedürfnis nach einer Neubearbeitung geltend machte, die hoffentlich den gegenwärtigen Ansprüchen genügen wird.

2. Technische Richtlinien für Gestaltung und Betrieb von Wasserversorgungsanlagen

Von E. Naumann

Vorschriften, Anleitungen, Richtlinien usw. für die Gestaltung und den Betrieb von Wasserversorgungsanlagen gehen zwar in erster Linie den Planer und das Betriebspersonal an, aber ihre Kenntnis ist auch für die Aufsichtsbehörden und damit auch für den Amtsarzt von Bedeutung. Denn eine sachgemäße Aufsicht ohne Kenntnis der gesetzlichen Vorschriften, aber auch der „anerkannten Regeln der Technik", die eine Unterscheidung von gut und schlecht ermöglichen und die Kenntnis der technischen Möglichkeiten vermitteln, ist nicht denkbar. Die folgenden Hinweise auf neuere Unterlagen dieser Art sollen allen Beteiligten die notwendigen Arbeitsunterlagen vermitteln und sie für ihre Aufgabe aktionsfähig machen. Das ist umso bedeutsamer, als erfahrungsgemäß gerade bei kleineren Wasserwerken die Kenntnis dieser Anleitungen weniger verbreitet und sachverständiger Rat deshalb umso notwendiger ist.

1. **DIN 2000:** *Leitsätze für die zentrale Trinkwasserversorgung* (Mai 1959). Diese 3. Ausgabe der „Leitsätze" stellt eine grundlegende Neubearbeitung der ersten Ausgabe von 1941 dar, die 1949 durch eine nur im Regelwerk des DVGW erschienene Fassung ersetzt worden war. Die Neubearbeitung wurde in fast zehnjähriger Gemeinschaftsarbeit vom DVGW in Verbindung mit der Abwassertechnischen Vereinigung (ATV), dem Kuratorium für Kulturbauwesen und dem Fachnormenausschuß Wasserwesen im Deutschen Normenausschuß aufgestellt. In der traditionellen Gliederung geben die 26 „Leitsätze" mit ausführlichen Erläuterungen

einen umfassenden Überblick über alle technischen und naturwissenschaftlichen Fragen der zentralen Wasserversorgung. Sie sind keine starren Vorschriften, sondern wollen ein Ratgeber für die Praxis sein, der unter Vermeidung theoretischer Erörterungen alle technischen Möglichkeiten mit ihren Vor- und Nachteilen aufzeigt. Hierbei kommen alle einschlägigen Disziplinen der Technik und der angewandten Naturwissenschaften ausgiebig zum Wort.

Das Werk ist in folgende 5 Abschnitte gegliedert: Anforderungen an Trinkwasser, Planung, Bau, Betrieb und werkseigene Überwachung von zentralen Trinkwasserversorgungsanlagen. Der Anhang enthält eine vollständige Übersicht der einschlägigen DIN-Normblätter, ein Verzeichnis der Gesetze und Verordnungen sowie des Schrifttums. Ein ausführliches Stichwortverzeichnis erleichtert den Gebrauch.

2. **DIN 2001**: *Leitsätze für die Einzel-Trinkwasserversorgung* (Mai 1959). Sie bilden die notwendige Ergänzung zu DIN 2000 und sind entsprechend gegliedert. In Anpassung an die praktischen Bedürfnisse und die technischen Möglichkeiten wurde hier gegenüber DIN 2000 manches vereinfacht. Für den Amtsarzt werden gerade diese Leitsätze für die schwierige und verantwortungsvolle Überwachung ländlicher Einzelversorgungsanlagen besonders nützlich sein.

3. Das *Bundesbaugesetz* vom 23. Juni 1960 (Bundesgesetzbl. I S. 341) tritt zum überwiegenden Teil vier Monate, in einzelnen Teilen ein Jahr nach Verkündung in Kraft, d. h. am 23. Oktober 1960 bzw. am 23. Juni 1961. Es enthält in seinen umfangreichen Vorschriften auch einige für die Praxis der Wasserversorgung. So besagt z. B. § 127, daß das Recht zur Erhebung von Erschließungsbeiträgen nicht berührt wird. Vorarbeiten auf Grundstücken zum Zwecke von Vermessungen, Boden- und Grundwasseruntersuchungen usw. müssen geduldet werden (§ 151).

Schon vor Verabschiedung des Bundesbaugesetzes haben Bund und Länder 1955 eine gemeinsame Kommission beschlossen, die zur Vereinheitlichung und Neugestaltung des Bauaufsichtsrechtes eine Musterbauordnung ausarbeiten sollte, die den Ländern als Unterlage für die Neufassung ihrer Landesbauordnungen dienen sollte. Das Ergebnis ist die am 30. Dezember 1959 den zuständigen Länderministerien übersandte

4. *Musterbauordnung für die Länder des Bundesgebietes einschließlich des Landes Berlin*, die als Band 16 der Schriftenreihe des Bundesministers für Wohnungsbau im Januar 1960 erschienen ist. Als Band 17 der gleichen Schriftenreihe ist hierzu eine vom Begründungsausschuß der Musterbauordnungskommission aufgestellte „Allgemeine Einführung in die Musterbauordnung, Teil A, Fassung April 1960" herausgegeben worden. Sie soll das Studium der Musterbauordnung erleichtern und den Länderministerien als Unterlage für die Ausarbeitung der Begründung der Landesbauordnungen dienen.

Aus der Musterbauordnung ist hier folgendes von Interesse: Auch bei Wasserversorgungsanlagen ist die Vorschrift zu beachten, daß Baustoffe so zu wählen und zusammenzufügen sind, daß sie sich gegenseitig nicht chemisch und physikalisch schädlich beeinflussen können (Elementbildung, Rohrdurchführungen durch Mauerwerk u. dgl.). In ähnlichem Sinne äußert sich § 22. Wenn für Bauarbeiten außergewöhnliche Sachkunde und Erfahrung der Ausführenden oder eine Ausstattung mit besonderen Einrichtungen erforderlich ist, kann die Baubehörde den Nachweis verlangen, daß beides vorhanden ist (§ 26). Baustoffe, Bauteile und Bauarten, die noch nicht allgemein gebräuchlich und bewährt sind, dürfen nur verwendet oder angewendet werden, wenn ihre Brauchbarkeit für den Verwendungszweck nachgewiesen ist (§ 27); sie können auf Antrag von der obersten Baubehörde unter bestimmten Voraussetzungen allgemein bauaufsichtlich zugelassen werden (§ 28). Von der obersten Baubehörde können Rechtsverordnungen über die Erteilung von Prüfzeichen für neue Baustoffe und Bauteile und über die Güteüberwachung erlassen werden (§§ 29 und 30).

Abschnitt DV 8 befaßt sich des näheren mit Wasserversorgungsanlagen und sanitären Einrichtungen: § 54 behandelt Wasserversorgungsanlagen, § 55 Aborträume, § 56 Waschräume mit Bad oder Dusche. Man sollte meinen, daß diese Vorschriften zum selbstverständlichen Bestandteil der Hygiene und Ästhetik des Wohnens gehören; wer aber die Praxis kennt, weiß, daß es der Wohnungsbau hieran häufig noch fehlen läßt. Es ist daher nur zu wünschen, daß diese Vorschriften konsequent durchgeführt werden. Das trifft besonders zu für die Anordnung von Spülaborten in Waschräumen, Zahl der Aborte in größeren Wohnungen, Anordnung von Wasch- und Aborträumen und von Zapfstellen außerhalb dieser usw.

Einer Baugenehmigung, Bauabnahme und -überwachung nach den Vorschriften der Musterbauordnung bedürfen u. a. Wasserversorgungsanlagen nicht, wenn nach anderen Rechtsvorschriften eine solche Genehmigung usw. erforderlich ist. Das dürfte in der Mehrzahl der größeren Gemeinden durch Ortssatzungen, Baupolizeivorschriften usw. geregelt sein (§ 106). Die „Allgemeine Einführung" weist in Ziff. IV 4. 3 darauf hin, daß die Vorschriften der Musterbauordnung über Anforderungen an die Wasserversorgung (§ 54) keine Überschneidungen mit wasserrechtlichen Vorschriften bedeuten, da sie lediglich die Versorgung einzelner baulicher Anlagen betreffen, die Voraussetzung für die Baugenehmigung ist.

5. *Planung einer Wasserversorgung*, DVGW-Arbeitsblatt W 402 (verbesserter Neudruck April 1958). Da bei der Planung eines Wasserwerks frühzeitig auch der Amtsarzt eingeschaltet werden soll, muß er wissen, was alles dabei zu berücksichtigen ist, und was er im besonderen dabei zu beachten hat. Diese Hinweise findet er in diesem Arbeitsblatt, das Anleitungen für die Bestandaufnahme einer vorhandenen Versorgungsanlage, für die Ermittlung des künftigen Wasserbedarfs, die Wasserbeschaffung, die technische Ausführung der Anlagen, Jahreskostenermittlung und Rechtsfragen enthält. Für den Amtsarzt ist das ausführliche Kapitel Wasserbeschaffung besonders bedeutsam, das Hinweise für die hygienische Beurteilung der einzelnen Möglichkeiten und der örtlichen Gegebenheiten und für die hygienischen Anforderungen im einzelnen enthält.

Eine nützliche Ergänzung für die Unterrichtung bei solchen Aufgaben bilden die vom Schweizerischen Verein von Gas- und Wasserfachmännern 1950 herausgegebenen „Leitsätze für die Projektierung und Ausführung von Trinkwasserfassungen" (A.-G. Fachschriften-Verlag u. Buchdruckerei, Zürich), die das in hygienischer Hinsicht wichtigste Teilgebiet, die Wassergewinnung, zum Gegenstand haben. Sie sind ausgestattet mit einer Anzahl zeichnerischer Erläuterungsblätter mit Musterbeispielen für die Ausführung von Quellfassungen, Brunnenstuben, Bohrbrunnen, Schachtbrunnen und Behältern, wobei auch gute und schlechte Anordnungen einander gegenübergestellt sind. Als Beispiel sei hier auf die Musterzeichnungen eines guten und eines schlechten Bohrbrunnens hingewiesen (Abb. 3).

Diese Anleitungen führen bereits vom Grundsätzlichen und Allgemeinen zu Einzelheiten der praktischen Wasserversorgung, deren Gegenstand die folgenden Drucksachen sind.

6. *Kleinbauwerke der Wasserversorgung*, KfK-DVGW-Arbeitsblätter W 351 bis 357 (2. Aufl. Februar 1957). Behandelt sind unentbehrliche Kleinbauwerke, von denen nicht nur die Funktionsfähigkeit der ganzen Anlage, sondern auch ihre hygienische Zuverlässigkeit abhängt: Quellfassungen, Sammelschacht, Druckunterbrechungsschacht, Wasserzählerschacht und Steigleiter. Dem Entwurfsbearbeiter sowie allen an der Prüfung der Entwürfe Beteiligten, also auch dem Amtsarzt, sollen Arbeitsgrundlagen mit Vorschlägen gegeben werden, die nicht als uniforme Musterblätter anzusehen sind, sondern eigenen schöpferischen Gedanken genügend Spielraum lassen. Sie enthalten aber auch Mindestforderungen in baulicher und hygienischer Hinsicht, deren Einhaltung unerläßlich ist. Für jedes der genannten Bauwerke sind solche textlichen Hinweise gegeben, die durch Zeichnungen erläutert sind. Beispiel: Musterentwurf eines Sammelschachtes (s. Abb. 4).

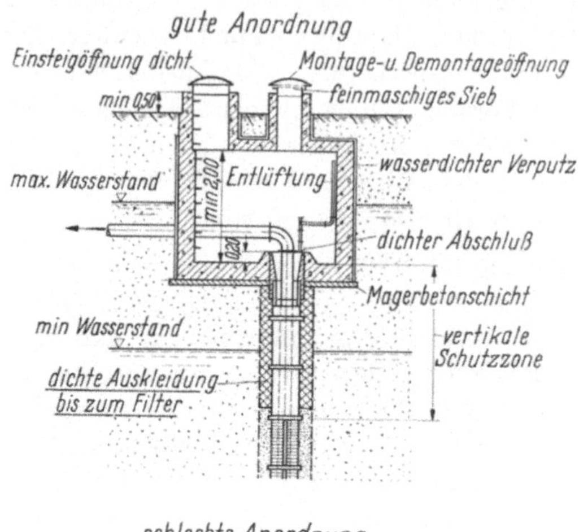

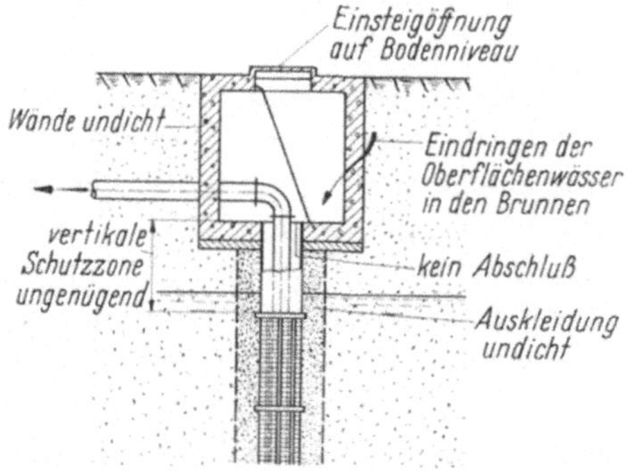

Abb. 3. Beispiele von Filterbrunnen
(Aus: „Leitsätze für die Projektierung und Ausführung von Trinkwasserfassungen", herausgeg. v. Schweiz. Verein von Gas- und Wasserfachmännern, Zürich 1950.— A. G.-Fachschriften-Verlag und Buchdruckerei)

Die gleiche Zweckbestimmung hat

7. **DIN 1239**: *Schachtabdeckungen für Brunnenschächte und Quellfassungen* (August 1960). Für alle Einzelteile dieser Bauwerke werden Musterzeichnungen angeführt.

8. *Bau von Erdbehältern für Trinkwasser. Grundlagen und Hinweise*, DVGW-KfK-Arbeitsblatt W 311 (April 1959). Dieses Arbeitsblatt ist die Neubearbeitung des 1951 vom DGWV herausgegebenen Arbeitsblattes W 307 „Vorläufige Richtlinien und Musterentwürfe für den Bau kleiner Wasserhochbehälter bis zu 300 m³ Inhalt." Es soll besonders bei kleinen Gemeinden den regellosen Bau von baulich

und betrieblich unzulänglichen Behältern verhindern, die häufig erhebliche hygienische Mängel aufweisen. Erläutert werden durch Hinweise und Musterentwürfe die hygienischen, technischen und betrieblichen Forderungen für den Behälterbau, der Fassungsraum, die Ausführung der Wasserkammern mit Zugang, Belichtung, Ent- und Belüftung und Installation.

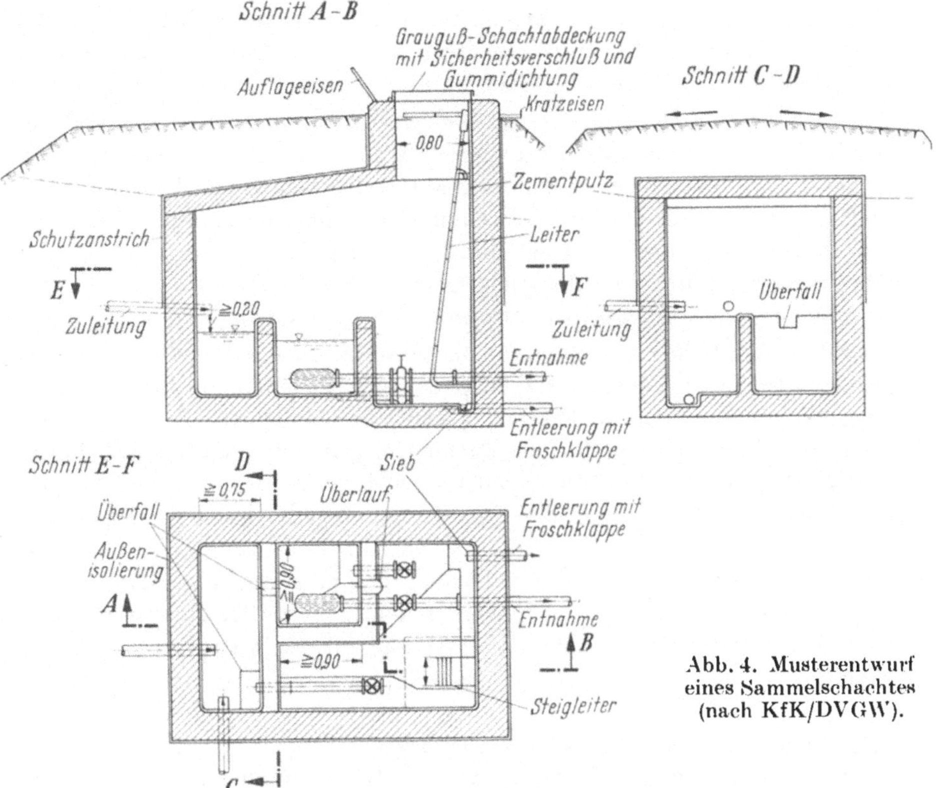

Abb. 4. Musterentwurf eines Sammelschachtes (nach KfK/DVGW).

9. **DIN 19605:** *Filter zur Wasseraufbereitung; Richtlinien für Bau und Betrieb* (April 1956). Das Normblatt will dem Bau technisch einwandfreier Filteranlagen den Weg bereiten, von denen die Qualität des Trinkwassers entscheidend abhängt. Behandelt werden die Bestandteile der verschiedenen Filterbauarten und ihre Ausführung, ihre hydraulischen Daten (Leistung, Filtergeschwindigkeit, Spülgeschwindigkeit, Filterdruck) und Hinweise für den Filterbetrieb.

Hierzu gehört ferner

10. **DIN 4924:** *Filtersande und Filterkiese für Brunnenfilter und Wasserreinigungsfilter* (Juni 1955). Art, Schichtdicke und Korngrößenabstufung dieser Filtermaterialien sind maßgebend für die Leistung des Brunnens oder Filters und für die Qualität des Wassers. Fehlergebnissen dieser Art will das Normblatt durch Hinweise auf die Beschaffenheit des Filtermaterials und auf Lieferbedingungen vorbeugen.

Für die Wasserreinigung sollen außer genormten Filtern auch genormte Chemikalien verwendet werden, wie sie in

11. DIN 19600 — 04 und 19607 — 12: *Chemikalien zur Wasseraufbereitung* (März 1956 — Mai 1958) dargestellt werden: Aluminiumsulfat, Natriumaluminat, Eisenchlorid, Aktivkohlen, Natriumchlorid für Ionenaustauscher, Chlor, Natriumhypochlorit, Eisen(II)-sulfat, Salzsäure und Schwefelsäure, Weißkalkhydrat, Soda. In den Normblättern sind die technischen Lieferbedingungen, Güteanforderungen und Prüfungsvorschriften angeführt.

Die weite Verbreitung von Chlorgasgeräten in der Wasseraufbereitung und ihre überragende Bedeutung für die Wasserhygiene hat das Bedürfnis zur normativen Festlegung bestimmter Anforderungen an diese Geräte geweckt:

12. DIN 19606: *Chlorgasgeräte zur Wasserbehandlung* (März 1956). Viele Mängel von Chloranlagen besonders in kleineren Wasserwerken lassen sich bei Beachtung dieses Normblattes vermeiden. Es erläutert den Begriff und den Anwendungsbereich dieser Geräte sowie ihre notwendigen Bestandteile und gibt Vorschriften für die Betriebsweise und die Aufstellung der Anlagen.

Die *Wasserverteilung* betreffen die folgenden Drucksachen:

13. DIN 19630: *Rohrverlegungs-Richtlinien für Gas- und Wasser-Rohrnetze* (März 1959). Die Richtlinien gelten für die Ortsrohrnetze und verdienen besonders in kleineren Gemeinden Beachtung, bei denen es zuweilen an der Bauaufsicht und bei den Bauausführenden an Erfahrung fehlt. Richtlinien für Fernleitungen befinden sich in Vorbereitung. Die gebräuchlichen Rohrarten und ihr Zubehör werden aufgeführt und Vorschriften gegeben über deren Beförderung und Lagerung, ihren Einbau mit Herstellung der Rohrverbindungen, Druckprüfungen, Rohrschutz und Inbetriebnahme. Auf die hygienische Bedeutung eines einwandfrei verlegten Versorgungsnetzes kann nicht oft genug hingewiesen werden.

Für die aus den gebräuchlichen Werkstoffen hergestellten Rohrarten sind besondere Normblätter aufgestellt. Hier sei nur auf die wichtigsten Typen hingewiesen:

15. *Betonrohre:*
DIN 4032: *Rohre und Formstücke aus Beton*
Blatt 1: Abmessungen, Herstell- und Gütebestimmungen, Prüfung (April 1959).
Blatt 2: Technische Lieferbedingungen (April 1959).
Hierzu gehört:
DIN 4030: *Beton in betonschädlichen Wässern und Böden. Richtlinien für die Ausführung* (September 1954).

DIN 4032 enthält in Bl. 1 Hinweise auf weitere zu beachtende Betonnormen, Angaben über die Formen und Maße der Rohre und Formstücke sowie Bestimmungen über ihre Herstellung, Güteanforderungen und Prüfung. Die Technischen Lieferbedingungen in Blatt 2 gliedern sich in die Eignungsvoraussetzungen der Lieferwerke, Anforderungen an die Rohre in der Ausschreibung, Gütebestimmungen, Vorschriften für den Einbau der Rohre und deren Abnahme.

DIN 4030 zählt die in Wässern und Böden vorkommenden schädlichen Stoffe und ihre Wirkungen gegenüber Beton auf und bringt Anleitungen für die Probenahme und die chemische Untersuchung und Beurteilung von Wässern und Böden in dieser Beziehung sowie bauliche Maßnahmen zur Erhöhung der Widerstandsfähigkeit von Beton.

16. Entsprechende Vorschriften für *Asbestzementrohre* enthalten die Normblätter
DIN 19800: *Asbestzement-Druckrohre*

Blatt 1: Maße (Januar 1956).

Blatt 2: Technische Lieferbedingungen (Januar 1956),
ferner
DIN 19801: *Asbestzement-Druckrohrleitungen für Wasser außerhalb von Gebäuden.* Richtlinien für Druckprüfung (Dezember 1956).

Die hier niedergelegten langjährigen Erfahrungen gestatten bei sorgfältiger Einhaltung der Vorschriften eine zuverlässige Verwendung dieser Rohrarten.

17. Nach jahrelangen Bemühungen sind nun auch die Normen für
Bleirohre fertiggestellt worden:
DIN 1261: *Druckrohre aus Blei*, Nenndruck 6 (Mai 1960)
DIN 1262: *Druckrohre aus Blei*, Nenndruck 10 (Mai 1960).

18. Für die in DIN 19630 nicht behandelten Kunststoffrohre gelten die

Richtlinien für die Verlegung von Kunststoffrohren in Wasserversorgungsanlagen außerhalb von Gebäuden, DVGW-Arbeitsblatt W 321 (April 1958). — Sie gelten für erdverlegte Trinkwasserleitungen aus weichmacherfreiem Polyvinylchlorid (PVC-hart) und Polyaethylen-hart und -weich und behandeln in der gleichen Gliederung wie DIN 19630 alle für diese Rohre maßgebenden Besonderheiten.

Die schnelle Verbreitung der Kunststoffrohre in der Wasserversorgungstechnik hat zur Ausarbeitung einer Anzahl weiterer Vorschriften Veranlassung gegeben, auf die hier hingewiesen werden soll:

19. *Verwendung von Kunststoffrohren in der Trinkwasserversorgung*, DVGW-Merkblatt (Dezember 1957). — Das Merkblatt behandelt die gleichen Rohrarten wie DVGW-Arbeitsblatt W 321 und enthält nach dem damaligen Stand der Erfahrungen eine Stellungnahme des DVGW zur allgemeinen Frage der Verwendung dieser Kunststoffrohre. Es werden Forderungen für Druckfestigkeit und Temperaturbeständigkeit aufgestellt. Die Verwendung solcher erdverlegten Rohre wird für vertretbar erklärt, wenn u. a. folgende hygienische Forderungen erfüllt werden:

Die verwendeten Rohrmaterialien müssen von einer amtlichen Prüfungsanstalt in hygienischer Beziehung mit Erfolg geprüft sein. Die Rohre dürfen an das fortgeleitete Wasser weder Geruch, Geschmack, Farbe noch gesundheitsschädigende organische und anorganische Stoffe in hygienisch bedenklichen Mengen abgeben. Sie sollen Algenbildung und Bakterienwachstum nicht begünstigen und dürfen von gechlortem Trinkwasser nicht merklich angegriffen werden.

Diese Forderungen müssen als berechtigt angesehen werden; sie haben inzwischen auch ihre Rechtsgrundlage im neuen Lebensmittelgesetz vom 21. Dez. 1958 gefunden (s. S. 3 ff.). Indessen stößt der Nachweis der Erfüllung dieser Forderungen z. Z. noch auf erhebliche Schwierigkeiten. Laboratoriumsuntersuchungen des Bundesgesundheitsamtes, Institut für Wasser-, Boden- und Lufthygiene, und anderer Stellen haben bisher lediglich erwiesen, daß sich diese gegenüber Bakterien und Algen (bei Lichtabschluß) indifferent verhalten. Chemische Untersuchungen haben dagegen noch kein abschließendes hygienisches Urteil über die Beeinflußbarkeit des durchgeleiteten Wassers ergeben. Ob die sehr geringen Mengen organischer — und bei entsprechender Zusammensetzung auch anorganischer —

Stoffe, die in das Wasser übergehen, aber sehr schwer zu identifizieren sind, hygienisch von Belang sind, muß daher noch durch weitere Versuche, hauptsächlich an verlegten Betriebsleitungen, geklärt werden. Solche Versuche sind vom Institut für Wasser-, Boden- und Lufthygiene gemeinsam mit dem DVGW und dem Kunststoffrohr-Verein geplant. Bis zum Vorliegen der Ergebnisse dieser Versuche muß ein abschließendes hygienisches Urteil über diese Rohre zurückgestellt werden.

Die Verwendbarkeit von Kunststoffrohren in der Hausinstallation wird vom Merkblatt vorläufig nicht befürwortet, da noch entsprechende Erfahrungen gesammelt werden.

Eine Ergänzung zu dem Merkblatt bildet das Arbeitsblatt

20. *Anforderungen an Rohrverbindungen für Kunststoffrohre*, DVGW-Arbeitsblatt W 323 (Dezember 1959). Die besonderen Anforderungen bei den bisher eingeführten Verbindungsarten aus Metall und Kunststoff für Rohre aus PVC-hart und PE-hart bzw. -weich sind hier zusammengestellt.

21. **DIN 8061:** *PVC-hart (Polyvinylchlorid hart)-Rohre. Technische Lieferbedingungen* (Juli 1960) und

22. **DIN 16928:** *PVC hart (Polyvinylchlorid hart)-Rohre. Verarbeitungsrichtlinien* (Juni 1959). — In den Technischen Lieferbedingungen ist als Werkstoff PVC ohne Weichmacher und ohne Füllstoffe vorgeschrieben, während die Wahl des Stabilisators und sonstiger Hilfsstoffe dem Hersteller überlassen bleibt. Auf die Einhaltung der Bestimmungen über die physiologische und toxikologische Unbedenklichkeit wird hingewiesen. Hierfür ist, falls erforderlich, am fertigen Rohr die Unbedenklichkeit im Sinne des LMG festzustellen und durch ein Prüfattest einer zugelassenen Prüfanstalt nachzuweisen. Werkstoffe unkontrollierter Zusammensetzung dürfen nicht verwendet werden. Ein allgemein anerkanntes und anwendbares Prüfverfahren für Trinkwasserrohre steht jedoch noch nicht zur Verfügung.

In den Verarbeitungsrichtlinien wird zwischen unlösbaren, durch Kleben oder Schweißen hergestellten und lösbaren Verbindungen (Verschraubungen, Flanschverbindungen) unterschieden.

23. **DIN 16929:** *PVC hart (Polyvinylchlorid hart) — Rohre und Tafeln. Chemische Beständigkeit* (Mai 1959). — Das Normblatt besteht aus einer umfangreichen Tabelle, die auf Versuchsergebnissen und praktischen Erfahrungen beruht. Die Angaben dienen zur ersten Orientierung und sind nicht ohne weiteres auf alle Betriebsverhältnisse übertragbar. Sie erstrecken sich auf eine große Zahl von Lösungsmitteln und Chemikalien, deren chemischer Angriff auf PVC-Rohre bei bestimmten Temperaturen geprüft wurde. Gegen destilliertes Wasser und Trinkwasser bei 40° C wird PVC als „beständig", gegen Wasser allgemein bei 60° C als „bedingt beständig" bezeichnet.

Für Polyaethylen-Rohre sind folgende Normen aufgestellt:

24. **DIN 8073:** *PE weich (Polyaethylen weich)-Rohre. Technische Lieferbedingungen* (Juli 1960) und

25. **DIN 8075:** *PE hart (Polyaethylen hart)-Rohre. Technische Lieferbedingungen* (Juli 1960). — In beiden Entwürfen sind neben den Angaben über Druckfestigkeits-Dichtheitsprüfungen entsprechende Anforderungen an die Werkstoffe und ihre toxikologische Prüfung enthalten wie in DIN 8061 für PVC-Rohre.

Auch den Asbestzementrohren, die bereits ausgedehnte Verwendung in der Wasserversorgung gefunden haben, wird Rechnung getragen:

26. *Verwendung von Asbestzement-Druckrohren in der Trinkwasserversorgung, Hinweise.* KfK/DVGW-Arbeitsblatt W 315 (Dez. 1958). — Unter Bezugnahme auf die älteren Normen über Asbestzementdruckrohre

DIN 19800 Bl. 1 u. 2 (Maße und Technische Lieferbedingungen)
DIN 19801 (Richtlinien für Druckprüfung)
DIN 19360 (Rohrverlegungsrichtlinien)

werden u .a. folgende ergänzende Hinweise zur Beachtung empfohlen: Die Rohre sollen eine Innendruckfestigkeit von mindestens 10 atü aufweisen. Bei kalkaggressivem Wasser und Boden ist zu prüfen, ob die Rohre durch geeignete Schutzmaßnahmen ausreichend und für die Dauer geschützt werden können, oder ob sich ihre Anwendung verbietet. In Straßen mit schwerem Lastverkehr und in Bergsenkungsgebieten sind zusätzliche Sicherungsmaßnahmen erforderlich.

Der Sprachregelung auf einem komplizierten, mehrere Fachgebiete berührenden Sondergebiet dient folgende vom DVGW herausgegebene Veröffentlichung:

27. JOHANNES POHL: *Begriffserläuterungen für den kathodischen Korrosionsschutz* (Stand vom Dez. 1959). GWF 101 (1960) H. 9 S. 21. — Sie enthält in alphabetischer Folge Begriffserläuterungen von 140 Fachausdrücken, die nicht als Normung angesehen werden, jedoch der allgemeinen Verständigung dienen sollen.

Schließlich ist für den Bereich der Hausinstallation das grundlegende Normblatt

28. **Entwurf DIN 1988:** „*Trinkwasserleitungsanlagen in Grundstücken. Technische Bestimmungen für Bau und Betrieb*" (September 1959) zu erwähnen, das eine Reihe wichtiger gesundheitstechnischer Vorschriften enthält, die als Fortschritt gegenüber älteren Fassungen anzusehen sind. In Ziff. 2 wird z. B. die unmittelbare Verbindung von Trinkwasserleitungen mit Nichttrinkwasserleitungen sowie von Trinkwasserleitungen einer öffentlichen Versorgung mit solchen einer Eigenwasserversorgung als nicht zulässig bezeichnet. In besonderen Fällen kann nur dann eine unmittelbare Verbindung hergestellt werden, wenn das Trinkwasser der Eigenversorgung dauernd die Bedingungen erfüllt, die an eine öffentliche Wasserversorgung gestellt werden. Als mittelbare Verbindung gilt der freie Auslauf in offene Behälter mindestens 40 mm über dem höchsten Wasserspiegel (Beispiel s. Abb. 5). Gegen diese wichtige Vorschrift, die geeignet ist, alte hygienische Mißstände der sog. „Kreuzverbindungen" zu beheben, ist Einspruch erhoben worden; es ist jedoch zu hoffen, daß der Entwurf mit diesem Wortlaut verabschiedet wird. Bei gleichzeitigem Vorhandensein von Leitungen für Trinkwasser und Nichttrinkwasser müssen beide so angeordnet oder gekennzeichnet werden, daß sie nicht verwechselt werden können.

Im übrigen enthält der Entwurf alle Vorschriften, die einwandfreie Hausinstallationen für die Wasserversorgung gewährleisten, wie Anordnung und Ausführung der Leitungen, Bestimmungen für Abwasserversorgungsanlagen, den notwendigen Schutz des Wassers in den Leitungsanlagen gegen chemische und bakteriologische Verunreinigungen und sonstige Veränderungen (Maßnahmen gegen das Rücktreten von Wasser usw.), Schutz gegen Wasserleitungsgeräusche und Druckstöße u. a. m.

Mit Ratschlägen für die Betreuung kleiner Wasserwerke, denen es in der Regel
an sachverständigem Personal zur Erledigung der laufenden Betriebsaufgaben und
auch an Verständnis für die vielfältigen hygienischen Notwendigkeiten fehlt, befaßt sich die Druckschrift des DVGW

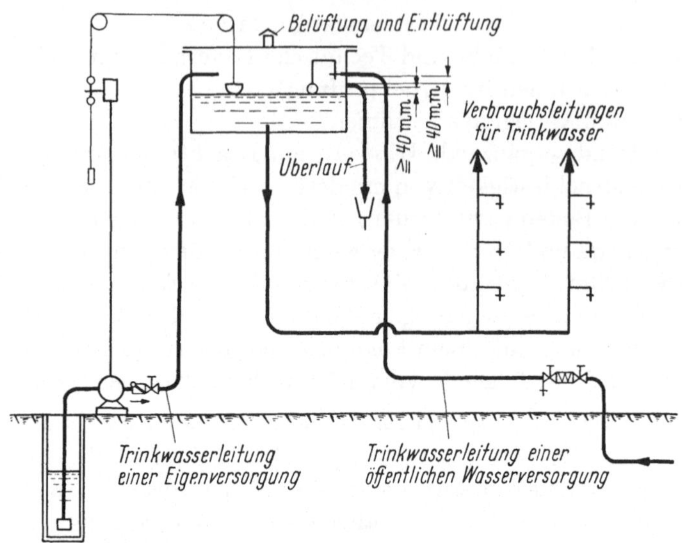

Abb. 5. Mittelbare Verbindung zwischen Eigenversorgung und
öffentlicher Wasserversorgung (nach **DIN 1988**).

29. „Empfehlungen für die Betriebsberatung kleiner Wasserwerke" (Februar
1954). — Da sich die in einem kleinen Werk auftretenden Aufgaben nicht in der
Art, sondern nur in der Größenordnung von denen eines großen Werkes unterscheiden, müssen sie grundsätzlich in der gleichen Weise gelöst werden. Die Bedeutung dieser kleinen Werke wird deutlich, wenn man sich erinnert, daß rd. die
Hälfte der Einwohner des Bundesgebietes in Gemeinden mit weniger als 10 000
Einwohnern lebt. Um auch diesen Gemeinden die notwendige fachliche Betreuung
zuteil werden zu lassen, macht der DVGW folgende praktische Vorschläge, um
der Gemeindeverwaltung die Fachleute an die Hand zu geben, die das Wasserwerk
in Ordnung halten:

Je nach den örtlichen Verhältnissen kann man die Nachbarschaftshilfe wählen,
bei der ein großes Wasserwerk die Betreuung der in seiner Umgebung liegenden
Werke übernimmt, ohne deren Selbständigkeit anzutasten.

Auf etwas anderer Basis kann die Beratung von einer Fachorganisation, z. B.
dem DVGW übernommen werden, oder das Wasserwerk schließt mit einem bera-
tenden Ingenieur einen Betreuungsvertrag ab.

Für die gemeinsame Betreuung einer größeren Zahl von Gemeinden lohnt sich eine
besondere Organisation, etwa nach dem Beispiel der VEDEWA in Württemberg.
Die Landkreise können bei genügender freiwilliger Beteiligung der Gemeinden
auch einen Bezirks-Wassermeister anstellen, der in Zusammenarbeit mit dem Kreis-
kulturbauamt und gegebenenfalls auch dem Wasserwirtschaftsamt tätig wird, wie
das in zwei Landkreisen mit gutem organisatorischem und wirtschaftlichem Erfolg
durchgeführt wird.

Abschließend soll noch auf die

30. *Wasserstatistik des DVGW/VGW* hingewiesen werden, deren letzte für die Berichtsjahre 1956/57 vorliegt. Sie umfaßt 1034 Gemeinden bzw. Wasserversorgungsunternehmen und bringt für die jeweilige Berichtszeit nach verschiedenen Gesichtspunkten statistisch geordnete Gesamtergebnisse aller Werke des Bundesgebietes und West-Berlins und im 2. Teil Einzelergebnisse der Werke wie z. B. eigene Wasserförderung und Fremdbezug, Angaben über die Leitungslängen der verschiedenen Rohrarten und über ihren Zubehör, die Wasserabgabe an Haushalte, Industrie usw. Zusammen mit der Chemischen Wasserstatistik (s. S. 29) bildet diese Betriebsstatistik ein bewährtes Auskunftsmittel über den Stand der deutschen Wasserversorgung.

3. Grundstücksentwässerung

Von H. H. Antze

Die technischen Einrichtungen der Grundstücksentwässerung haben die Aufgabe, die in Grundstücken und darauf errichteten Gebäuden anfallenden flüssigen Abfallstoffe, wie menschliche und tierische Abgänge sowie sonstige Abwässer einschl. der Niederschlagswässer, schadlos zu entfernen. Diese Einrichtungen müssen erstens so beschaffen sein, daß Feuchtigkeitsschäden an den Gebäuden, die deren Standfestigkeit und Bewohnbarkeit beeinträchtigen können, nicht eintreten, und der Untergrund darf nicht schädlich verunreinigt werden. Bei Abführung der flüssigen Abfallstoffe in eine zentrale öffentliche Schwemmkanalisation müssen die Grundstücksentwässerungsanlagen weiterhin bestimmte technische Voraussetzungen erfüllen; bei ihrer unmittelbaren Einleitung in die Wasserläufe sind schließlich die Forderungen des Gewässerschutzes zu beachten.

Die technische Durchbildung der Grundstücksentwässerungsanlagen muß daher nicht nur den Erfordernissen der öffentlichen Gesundheitspflege Rechnung tragen, sondern auch bau- und wasserpolizeiliche Gesichtspunkte berücksichtigen. Daß sie im übrigen aber für die Seuchenhygiene von durchaus aktueller Bedeutung ist, geht aus dem Bericht von Kemna und Lenk [1] über eine Typhusepidemie hervor, die im Jahre 1958 nach dem Genuß von infizierten Fleischwaren ausgebrochen war. Mit Hilfe der Lysotypie konnten darin als Entstehungsursache schadhafte Abwasserleitungen und ungenügende Wirksamkeit bzw. falsche Bedienung eines Kellerrückstauverschlusses (siehe unten) nachgewiesen werden, durch den die Räume einer Fleischerei mit Abwasser überschwemmt worden waren.

Rechts- und Verwaltungsnormen

Eine Grundstücksentwässerungsanlage steht, wenn ihre Abwässer in ein öffentliches Kanalnetz fließen, in Verbindung mit einer „dem allgemeinen Gebrauch dienenden Einrichtung für die Fortschaffung der Abfallstoffe", die nach § 35 *Reichsseuchengesetz* fortlaufend durch staatliche Beamte zu überwachen ist. Sie bedarf im übrigen nach § 2 der 2. *DVO* und den §§ 25, 29 und 30 der 3. *DVO* zum *Gesetz über die Vereinheitlichung des Gesundheitswesens* vom 3. 7. 1934 (Reichgesetzbl. I S. 531) der ständigen Aufmerksamkeit der Gesundheitsämter. In wasserwirtschaftlicher Hinsicht muß sie den Forderungen des *Wasserhaushaltsgesetzes* vom 27. 7. 1957

(Bundesgesetzbl. I S. 1110) [2] mit den dazugehörigen Ausfüllungsgesetzen der Länder [4] entsprechen, und zwar bei Anschluß an eine zentrale Kanalisation den §§ 26 und 34 hinsichtlich der für oberirdische Gewässer und das Grundwasser schadlosen Lagerung und Beförderung von Flüssigkeiten durch Rohrleitungen. Für eine unmittelbare Ableitung in Vorfluter oder in den Untergrund ist nach § 2 eine Erlaubnis oder Bewilligung erforderlich, die an bestimmte Auflagen geknüpft werden kann. Darüber hinaus können nach § 19 innerhalb der im Interesse der öffentlichen Wasserversorgung behördlich festgesetzten Wasserschutzgebiete an die Grundstücksentwässerungsanlagen erhöhte technische Anforderungen hinsichtlich ihrer Wirksamkeit und Dichtigkeit gestellt und die Einleitung ihrer Abwässer in den Untergrund verboten werden, um mit Sicherheit eine Beeinträchtigung des Grundwassers auszuschließen. Beim Anschluß an eine Ortsentwässerung ist ferner das hierfür geltende jeweilige *Ortsgesetz* (Ortsstatut, Ortssatzung) zu beachten.

Die Grundstücksentwässerung ist im übrigen ein Beispiel dafür, wie die Gesundheitsämter durch technische Behörden entlastet werden können. So sind in verschiedenen Verwaltungsbezirken in Ergänzung der angeführten allgemeinen Rechtsnormen durch Verordnungen zur Gefahrenabwehr (Polizeiverordnungen, Bauordnungen, Brunnenordnungen, sonstige baupolizeiliche Vorschriften) spezielle technische Vorschriften erlassen worden, für deren Einhaltung technische Stellen verantwortlich sind. Als Beispiel sei hier nur die *PolVO für die Stadt Berlin* vom 21. 9. 1931 über die Wasserversorgung und Entwässerung der Grundstücke (Amtsbl. S. 510) genannt. Sie enthält zur Erfüllung der eingangs erwähnten Grundforderungen in den §§ 17 bis 29 eingehende technische Vorschriften über die Grundstücksentwässerung beim Anschluß an die öffentliche Ortsentwässerung und in den §§ 30 und 31 für eine Abwasserbeseitigung ohne Straßenkanal (einschließlich der Verwendung von Kleinkläranlagen), deren Einhaltung von der Baupolizei zu überwachen ist.

Um die zuständigen Überwachungs-Behörden bei ihrer Tätigkeit auf diesem Gebiet zu entlasten, wurde durch die „*Verordnung über Grundstückseinrichtungsgegenstände*" vom 27. 1. 1942 (Reichsgesetzbl. I S. 53) festgelegt, daß u. a. bestimmte Einrichtungen der Grundstücksentwässerung und Teile solcher Gegenstände, bei „denen im Hinblick auf die an sie zu stellenden Anforderungen ein einwandfreier Nachweis ihrer Tauglichkeit erforderlich ist", nur dann eingebaut und verwendet werden dürfen, wenn sie mit einem Prüfzeichen versehen sind. Voraussetzung für die Erlaubnis zum Anbringen des Prüfzeichens ist das Prüfzeugnis eines anerkannten Prüfausschusses.

Nach dem Kriege haben die Länder in der „*Verwaltungsvereinbarung für die einheitliche Regelung des Verfahrens der allgemeinen Zulassung neuer Baustoffe und Bauarten im Bereich der Bundesrepublik Deutschland und des Landes Berlin*" vom 14. 2. 1951 (vgl. Hess. Staatsanz. S. 445) u. a. einen Prüfausschuß für Grundstücksentwässerungsgegenstände (einschl. Kleinkläranlagen) sowie Benzin- und Fettabscheider anerkannt[1] und die prüfpflichtigen Gegenstände neu festgesetzt[2].

---

[1] Anschrift: Düsseldorf, Alleestr. 49/51.

[2] z. B. in Nordrhein-Westfalen durch die „Verordnung über die Prüfung von Grundstückseinrichtungsgegenständen" vom 3. 4. 1959 (GVBl. Ausgabe A, S. 85).

Danach unterliegen folgende Grundstücksentwässerungsgegenstände der Prüfpflicht und dürfen ohne ein Prüfzeichen für Zwecke der Grundstücksentwässerung nicht eingebaut und verwendet werden:

Rohre und ihre Formstücke einschließlich der Dichtmittel, jedoch außer der gebräuchlichen Dichtung aus Weißstrick und Blei;

Geruchverschlüsse und sämtliche Becken und Abläufe mit eingebauten oder angeformten Geruchverschlüssen;

Abortspülkästen;

Rückstauverschlüsse und Absperrhähne und -schieber;

Schachtabdeckungen und Aufsätze für Straßen- und Hofabläufe;

Steigetritte für Schächte;

Abwasserhebeanlagen;

Kleinkläranlagen;

Abfallzerkleinerer;

Rohrbelüfter für Abflußleitungen;

Benzinabscheider;

Fettabscheider.

Von dieser Prüfung können derartige Gegenstände unter bestimmten von den Ländern neu festgesetzten Bedingungen ausgenommen werden, wenn sie in ihrer Gestaltung und baustoffmäßigen Güte etwaigen hierfür vorhandenen DIN-Normen entsprechen.

„Die Gegenstände müssen dauerhaft und an gut sichtbarer Stelle, die vom Prüfausschuß vorgeschrieben werden kann, ein Hersteller-Kennzeichen und die DIN-Bezeichnung laut DIN-Blatt tragen; bei Gußrohren und ihren Formstücken tritt an die Stelle der DIN-Bezeichnung das Zeichen „LNA", bei der Nennweite 200 das Zeichen „NA". Das Hersteller-Kennzeichen wird dem Hersteller auf seinen Antrag vom Prüfausschuß zugewiesen.

Die Hersteller der Gegenstände haben sich innerhalb der vom Prüfausschuß für Grundstücksentwässerungsgegenstände festgesetzten Frist einer Güteschutzgemeinschaft anzuschließen oder einen Überwachungsvertrag mit einer für diesen Zweck von den obersten Bauaufsichtsbehörden der Länder der Bundesrepublik Deutschland und des Landes Berlin anerkannten Prüfanstalt abzuschließen. Die getroffene Regelung ist dem Prüfausschuß vom Hersteller nachzuweisen."

Der Prüfausschuß ist ferner berechtigt, die Zuweisung des Hersteller-Kennzeichens zurückzunehmen, wenn der Hersteller diese Voraussetzungen nicht erfüllt oder gegen die DIN-Normen verstößt.

Die Liste der für diese Ausnahmeregelung in Frage kommenden Gegenstände wurde von den deutschen Ländern nach dem Kriege einheitlich neu festgelegt[1] und wird dem Fortschritt der Technik und der Normung laufend angepaßt.

Als Muster für ein zukünftiges einheitliches Bauordnungs- bzw. Bauaufsichtsrecht der Länder wurde ferner eine „Musterbauordnung für die Länder des Bundesgebietes einschließlich des Landes Berlin" vom Januar 1960 sowie eine allgemeine Einführung hierzu vom April 1960 [5] aufgestellt und den Ländern mit der Empfehlung übersandt, hieraus neue Landesbauordnungen zu entwickeln. Diese Musterbauordnung enthält im Abschnitt IV Vorschläge für entsprechende Vorschriften über die Zulassungsprüfung und Güteüberwachung u. a. auch der Grundstücksentwässerungsgegenstände, ferner in den §§ 58 und 59 über die Ab-

---

[1] z. B. in Nordrhein-Westfalen durch die *VO über die Prüfung von Grundstückseinrichtungsgegenständen* vom 3. April 1959 (GVBl. Ausg. A S. 85).

wasserbeseitigung der Grundstücke. Es bleibt abzuwarten, wieweit die Länder
von diesem Muster Gebrauch machen werden.

DIN-Normen

Die für die Ausbildung der technischen Einrichtungen und Anlagen der Grundstücksentwässerung in Betracht kommenden hauptsächlichsten DIN-Normen
bzw. DIN-Norm-Entwürfe gehen aus der Zusammenstellung des Deutschen Normenausschusses (DNA) mit dazugehörigen Übersichtszeichnungen hervor. Bei
ihnen sind im wesentlichen zu unterscheiden Normen, die die Fachausdrücke und
Begriffe erklären oder in Form von Richtlinien, Baugrundsätzen, technischen Bestimmungen usw. allgemeine Grundforderungen enthalten, ferner Maß- sowie
Werkstoffnormen und schließlich Technische Lieferbedingungen, Gütebedingungen und Normen über Prüfverfahren.

DIN 4045. Die technischen Begriffe, die für die Grundstücksentwässerung
maßgebend sind, können aus DIN 4045, *Abwassertechnik, Fachausdrücke und Begriffserklärungen*, Ausgabe September 1955, entnommen werden.

DIN 1986. *Grundstücksentwässerungsanlagen*, Blatt 1: *Technische Bestimmungen für den Bau und Betrieb*, und Blatt 2: *Ermittlung der Rohrdurchmesser, Richtlinien*, Ausgabe September 1953. Von ihr wird z. Z. eine neue Ausgabe vorbe-
reitet [3].

Diese Norm will einmal sicherstellen, daß die im Grundstück anfallenden Abwässer schadlos zum Straßenkanal oder bei Einzelanwesen zum Vorfluter abgeführt werden. Hierdurch sollen Schäden an Gebäuden und Belästigungen oder
gesundheitliche Gefahren für seine Bewohner vermieden werden, die infolge undichter oder nicht ausreichend bemessener Rohrleitungen, durch Überschwem-
mungen infolge Rohrverstopfungen oder infolge Rückstau vom Straßenkanal
oder Vorfluter aus eintreten können.

Dementsprechend enthält das Normblatt einen Abschnitt über die *Rohrleitungen*, in dem Vorschriften über lichte Weite, Richtung, Gefälle, Lage, Verbindungen und Einbau der Rohre und ihrer Formstücke sowie über ihre Werkstoffe
und die Dichtungen aufgenommen sind. Danach sind als Abwasserleitungen ganz
allgemein zulässig die leichten Normal-Abflußrohre (LNA-Rohre) aus Grauguß
nach **DIN 538, 545, 1172, 1174 bis 1178, 1391, 1392, 1394** und **1396.** Bei den Blei-
rohren werden bestimmte Mindestwanddicken vorgeschrieben; für Grundleitungen
und dem Rückstau ausgesetzte Rohrstrecken dürfen sie nicht verwandt werden.
Rohre aus Steinzeug nach **DIN 1230** sind im Erdreich ohne Einschränkung, innerhalb der Gebäude aber nur unter bestimmten Voraussetzungen oder Sicherungsmaßnahmen zulässig. Außerdem dürfen Steinzeugrohre für die Ableitung säurehal-
tiger Abwässer und auch als Fallrohre für Trockenaborte verwandt werden. Regenwasserleitungen können neben den für Abwasserleitungen erlaubten Werkstoffen
bei Leitungen im Erdreich auch aus Beton-Muffenrohren nach **DIN 4032** bestehen;
im übrigen können hierfür die Rohre aus Kupfer-, Zink- und verzinktem Stahl-
blech nach **DIN 1099** (Dachrinnen und Abfallrohre für Kleinhäuser) und **DIN
18 339** (Verdingungsordnung für Bauleistungen (VOB), Technische Vorschriften,
Klempnerarbeiten) gefertigt werden. Hiermit ist aber die Verwendung von Rohren
aus anderen Werkstoffen für Abwasser- bzw. Regenwasserleitungen nicht ausge-

schlossen, da sie eingebaut werden dürfen, wenn und soweit sie von dem oben erwähnten Prüfausschuß zugelassen sind. Dies gilt z. B. für die in zunehmendem Maße verwendeten Stahl-, Asbestzement- und Kunststoffrohre, die auch in der Neufassung dieser Norm berücksichtigt werden sollen [3].

Die Dichtung der Rohrverbindungen ist naturgemäß vom Rohrwerkstoff abhängig, wofür im einzelnen Vorschriften gebracht werden. Grundsätzlich sind Aluminium und Zement als Dichtungsmittel verboten. Von den sonstigen Dichtungsmitteln sind Dichtringe (z. B. aus Gummi), Vergußmassen, Kitte usw. zulassungspflichtig. Bei Grundleitungen im Erdreich dürfen nur wurzelfeste Dichtungsstoffe verwandt werden, um Verstopfungen der Abflußleitungen durch eingewachsene Wurzeln und einen Austritt der aufgestauten Abwässer aus im Keller oder im Erdgeschoß liegenden Ablaufstellen zu verhindern.

Für die Bemessung der lichten Weiten der Rohre enthält das Blatt 2 dieser Norm eingehende Vorschriften, die durch Beispiele erläutert sind.

Eine weitere gesundheitliche wichtige Forderung des Normblatts ist der *Schutz tiefgelegener Räume gegen Rückstau vom Straßenkanal* aus. Mit diesem muß besonders in Ortsteilen, die nach dem Mischsystem entwässert sind, stets gerechnet werden, da dort mit denselben Straßenkanälen nicht nur das verhältnismäßig gleichmäßig anfallende häusliche Abwasser (Schmutzwasser), sondern auch die mengenmäßig stark schwankenden Regenwässer abzuführen sind. Der Wasserspiegel in einem derartigen Kanalsystem schwankt daher stark und kann bei heftigen Regenfällen (Gewitterschauer) bis zu den Deckeln der Kanalschächte oder bis zu sonstigen Entlastungsstellen ansteigen. Deshalb wird auf Grund der für das betreffende Kanalnetz geltenden Ortssatzung von der zuständigen Dienststelle für jedes angeschlossene Grundstück eine Rückstau-Ebene festgelegt, von deren Höhenlage entsprechende zusätzliche technische Schutzmaßnahmen gegen Rückstau auf dem Grundstück abhängig sind.

Dazu fordert das Normblatt u. a., daß die Oberkanten der tiefstgelegenen Abortbecken mindestens 25 cm über dieser Ebene liegen. Unterhalb dieser Ebene sind Regenwasserabläufe unzulässig, und etwaige Schmutzwasserabläufe, z. B. im Keller, sind durch dicht schließende Absperrvorrichtungen (sogenannte Kellerrückstauverschlüsse) zu sichern, die der **DIN 1997** (*Absperrvorrichtungen in Grundstücksentwässerungsanlagen, Baugrundsätze*) entsprechen und vom Prüfausschuß zugelassen sein müssen. Sie dürfen nur bei Bedarf geöffnet werden, sind im übrigen aber stets geschlossen zu halten, worauf ein Schild in der Nähe des Verschlusses hinweisen muß. Oberhalb einer solchen Absperrvorrichtung darf ferner in der Regel nur *ein* zu schützender Schmutzwasserablauf liegen.

Ist ein ständiger Verschluß der Absperrvorrichtung wegen häufiger Benutzung des zugehörigen Ablaufs, wie z. B. im Falle der eingangs erwähnten Fleischerei, nicht angängig, oder liegen die Kellerräume oder Grundstücke so tief, daß das Gefälle für eine unmittelbare Entwässerung zum Straßenkanal nicht ausreicht, so ist eine automatisch arbeitende vom Prüfausschuß zugelassene Abwasser-Hebeanlage dazwischenzuschalten. Sie muß die Abwässer in geruchdicht abgeschlossenen Behältern sammeln, wobei Druckkesselanlagen und ähnliche Einrichtungen frei im Raum aufzustellen sind, damit Undichtigkeiten sofort bemerkt werden können.

Befinden sich auf dem Grundstück Schächte von Entwässerungsleitungen, deren Deckel unter der Rückstauebene liegen, so müssen die Leitungen entweder geschlossen durch die Schächte durchgeführt oder abgedichtete Schachtdeckel verwendet werden, die einen Wasseraustritt aus dem Schacht verhindern und gegen ein Abheben durch den inneren Wasserdruck gesichert sind.

Weiterhin enthält das Normblatt Vorschriften zur *Sicherung der Hausbewohner gegen austretende Gase und gegen Geruchsbelästigungen.* Zu diesem Zweck sind hinter allen Abwassereinläufen, wie Küchenausgüssen, Abwaschbecken, Badewannen, Badabläufen, Spülaborten, Keller- und Hofabläufen usw. Geruchverschlüsse (früher auch mit Syphon bezeichnet) anzuordnen. Dies kann durch Einbau besonderer Rohrformstücke geschehen oder durch Geruchverschlüsse, die bereits in den betreffenden Entwässerungsgegenstand eingebaut oder an ihn angeformt sind. Sie unterliegen der Prüfpflicht (siehe oben) und müssen so gestaltet bzw. im Rohrnetz angeordnet sein, daß die in ihnen stehenbleibende, den Geruchverschluß bewirkende Flüssigkeit nicht abgesaugt werden kann. Zu diesem Zweck wird im allgemeinen eine Verschlußhöhe von 60 mm und bei Abläufen für Regenwasser von 100 mm gefordert, während bei Spülaborten für Kinder 50 mm zulässig sind. Außerdem werden gewisse Anforderungen an ihre technische Durchbildung gestellt, wie z. B. hinsichtlich der Möglichkeit einer leichten Reinigung.

Das Absaugen der Geruchverschlüsse durch ablaufende Abwässer wird dadurch ausgeschlossen, daß jedes Fallrohr zur Lüftung ohne Querschnittsverringerung luftdicht bis über das Dach zu führen ist. Dadurch kann Luft in die Falleitung gesaugt werden, die das Entstehen einer Heberwirkung in der zum Geruchverschluß führenden Anschlußleitung verhindert.

Schließlich müssen beim Anschluß der Grundstücksentwässerung an eine zentrale, öffentliche Schwemmkanalisation *für den einwandfreien Betrieb des Kanalsystems* bestimmte technische Voraussetzungen erfüllt sein; insbesondere sind explosionsgefährliche oder sonstige störende oder schädliche Stoffe vom Straßenkanal fernzuhalten. Deshalb schreibt das Normblatt in bestimmten Fällen den Einbau von Benzin- und Fettabscheidern, Sandfängen, Neutralisationsanlagen usw. vor. Die Benzinabscheider sind nach der **DIN 1999** (*Benzinabscheider, Bl. 1: Baugrundsätze, Bl. 2: Richtlinien für Größe, Einbau und Betrieb, Bl. 3: Prüfung*) auszubilden und zu bemessen. Für die Fettabscheider gelten **DIN 4040** (*Fettabscheider, Baugrundsätze*), **DIN 4041** (*Fettabscheider, Einbau, Größe u. Schlammfänge, Richtlinien*) und **DIN 4042** (*Fettabscheider, Prüfung*). In die Neufassung des Normblattes soll auch ein Hinweis für den Einbau von Heizölabscheidern bzw. Heizölsperren (Entwurf **DIN 4043**) aufgenommen werden [*3*].

Damit sich im Kanalnetz keine explosiblen Gase ansammeln können, muß dessen ständige Durchlüftung sichergestellt sein. Diese erfolgt bei normalen Wetterverhältnissen von den Öffnungen in den Deckeln der Straßenschächte aus über die Anschluß- und Grundleitungen zu den Falleitungen hin, die, wie bereits erwähnt, als Lüftungsrohre bis über Dach zu führen sind. Um diese ständige Luftzirkulation sicherzustellen, dürfen nach dem Normblatt Geruchverschlüsse, Absperrvorrichtungen (Rückstauverschlüsse) und Schlammfänge in die Hauptgrundleitung nicht eingebaut werden.

Bei unmittelbarer *Ableitung der Abwässer in einen Wasserlauf* müssen sie in einer Grundstückskläranlage gereinigt werden, die nach der **DIN 4261** (*Kleinklär-*

anlagen. Richtlinien für Anwendung, Bemessung und Betrieb) zu gestalten und zu bemessen ist.

Das Normblatt enthält noch eine Reihe weiterer technischer Vorschriften, wie z. B. über Spül- und Trockenaborte sowie Pißanlagen, Ausbildung der Schächte usw., auf die hier nicht weiter eingegangen werden kann. Beigefügt sind ferner ein Blatt mit Sinnbildern und Zeichen für die zeichnerische Darstellung von Entwässerungsanlagen sowie als Beispiel eine Übersicht der Entwässerungseinrichtungen eines dreigeschossigen Wohnhauses, woraus weitere Einzelheiten entnommen werden können.

Sonstige DIN-Normen

Von sonstigen DIN-Normen ist für die Grundstücksentwässerung noch **DIN 1987** *(Entwässerung der Grundstücke und Anschluß an die gemeindlichen Abwasseranlagen, Richtlinien für eine Ortssatzung)*, Ausgabe Februar 1955, hervorzuheben. Sie wurde aufgestellt, um den Städten und Gemeinden ein Muster für ein Ortsstatut (Ortssatzung) in die Hand zu geben, das sie erlassen müssen, wenn sie eine zentrale öffentliche Ortsentwässerung errichten und betreiben sowie die Rechtsbeziehungen zu den Eigentümern der daran anzuschließenden Grundstücke und deren technische und finanzielle Verpflichtungen regeln wollen. Dementsprechend enthält das Normblatt Bestimmungen über das Anschlußrecht bzw. die Anschlußpflicht, das Anschlußverfahren und die Gebühren. Technische Vorschriften betreffen u. a. eine etwaige Ableitung der Schmutz- und Regenwässer in getrennten Grundstücksentwässerungsleitungen bei Trennkanalisation, ferner die zulässigen Eigenschaften der einzuleitenden Abwässer (auch hinsichtlich radioaktiver Stoffe). Auch die Entwässerung der Grundstücke, die nicht an betriebsfähige öffentliche Abwasserkanäle angeschlossen werden können, wird geregelt, wobei etwaige erforderliche Grundstückskläreinrichtungen der **DIN 4261** *(Kleinkläranlagen)* entsprechen müssen.

Literatur

[1] Kemna, J. und V. Lenk: Über eine Typhus-Epidemie nach dem Genuß von infizierten Fleischwaren. Öff. Gesundh.-Dienst **21**, 240 (1959/60).
[2] Naumann, E.: Das Gesetz zur Ordnung des Wasserhaushalts (Wasserhaushaltsgesetz), Bundesgesundhbl. **2**, 269 (1959).
[3] Dannien, W.: Grundstücksentwässerungsanlagen, Erläuterungen zu den Norm-Entwürfen (September 1959) usw. DIN-Mitteilungen **38**, 540 (1959).
[4] Antze, H. H.: Zur hygienischen Bedeutung des neuen Wasserrechts des Bundes und der Länder, Bundesgesundheitsbl. **3**, 405 (1960)
[5] Schriftenreihe des Bundesministeriums für Wohnungsbau Bd. 16 u. 17.

4. Kleinkläranlagen
Von H. H. Antze

Wenn ein bewohntes Grundstück an eine vorschriftsmäßige Ortsentwässerung mit zentraler Kläranlage angeschlossen werden kann, so bietet die Reinigung und Ableitung der auf dem Grundstück anfallenden häuslichen Abwässer heute keine grundsätzlichen Probleme mehr. Anders liegen jedoch die Dinge in Baugebieten, die *nicht* mit einer Sammelkanalisation versehen sind, sowie bei einzelnstehenden Wohngebäuden, die von einem solchen öffentlichen Entwässerungsnetz zu weit entfernt sind, so daß sie mit wirtschaftlich vertretbaren Mitteln nicht angeschlossen werden können. Auch in diesen Fällen ist es im Interesse der öffentlichen Gesundheitspflege notwendig, die dort anfallenden menschlichen und tierischen Ausscheidungen und die sonstigen häuslichen Abwässer auf hygienisch einwandfreie Weise zu beseitigen.

Falls an der Anfallstelle nicht genügend Land zur Verfügung steht, auf dem diese Abfallstoffe nach geeigneter Vorbehandlung zur üblichen landwirtschaftlichen Düngung verwandt werden können, oder wenn man sie nach einer Reinigung nicht in einen Vorfluter abschwemmen kann, muß man sie in Gruben oder Behältern sammeln und abfahren. Bei Trockenaborten ohne Wasserspülung in ländlichen Gebieten macht das, abgesehen von der allgemeinhygienischen Seite, keine praktischen Schwierigkeiten. Sobald das Haus aber an eine Wasserleitung angeschlossen wird, kann man trotz aller Verbote früher oder später die Anlage von Spülaborten und Badeeinrichtungen nicht mehr verhindern. Dann aber kommt man mit den vorgenannten Lösungen nicht mehr aus. Die Gruben werden zu klein und müssen zu oft entleert werden, und das ist mit erheblichen Kosten verknüpft. Der Hauseigentümer verschafft sich deshalb, ob erlaubt oder unerlaubt, Entlastung durch Sickeröffnungen in der Sohle oder den Wänden der Grube, durch das unhygienische Verrieseln des flüssigen Grubeninhalts in seinem Garten oder schließlich durch ein Überlaufrohr zum nächsten Graben oder Regenwasserkanal [1]. Damit kommt man zur Hauskläranlage, zur Kleinkläranlage, deren Urform eine solche Überlaufgrube darstellt, und in die dann nicht nur die Abwässer mit den menschlichen Ausscheidungen, sondern auch die Wirtschaftswässer abgeleitet werden.

Auf diese kleinen Kläranlagen sind an sich die gleichen allgemeinen gesetzlichen und Verwaltungsnormen anzuwenden, die für zentrale Kläranlagen gelten (Reichsseuchengesetz, Wassergesetze, 2. und 3. DVO zum Gesetz über die Vereinheitlichung des Gesundheitswesens, Gesetze über die Gefahrenabwehr). Da es sich ferner bei der Haus- und Grundstückskläranlage um ein *Bauwerk* handelt, das vom Besitzer des betreffenden Grundstücks im Zusammenhang mit den darauf befindlichen Gebäuden errichtet wird, müssen außerdem die örtlichen baupolizeilichen Bestimmungen beachtet werden.

Nach dem ersten Weltkrieg wurden von den verschiedenen deutschen Ländern baupolizeiliche Spezialvorschriften für Kleinkläranlagen herausgegeben und eingeführt, so 1927 von Baden, 1931 von Sachsen, 1937 von Bayern. Im früheren Preußen galten ab 1929 die von der früheren Preußischen Landesanstalt für Wasser-, Boden- und Lufthygiene (jetzt Bundesgesundheitsamt, Institut für Wasser-, Boden- und Lufthygiene) aufgestellten „Richtlinien für die Beurteilung und Zulassung von Hausklärgruben und Grundstückskläranlagen". Außerdem hatte Berlin in die S. 32 zitierte PolVO über die Be- und Entwässerung der Grundstücke von 1931 Vorschriften über Kleinkläranlagen aufgenommen [2].

Da alle diese Verwaltungsnormen nicht ausreichten, um eine einigermaßen zufriedenstellende Reinigungswirkung der Kleinkläranlagen zu erreichen, war die damalige Preußische Landesanstalt für Wasser-, Boden- und Lufthygiene kurz vor und im letzten Kriege mit der Bearbeitung neuer, für das ganze Reich in Aussicht genommener Vorschriften betraut worden. Diese Vorschriften sind aber nicht mehr erlassen worden.

Während und nach dem letzten Kriege versuchten die beteiligten Fachkreise, über die Ländergrenzen hinweg auf dem Wege der Normung eine Verbesserung der Verhältnisse zu erreichen. Das Ergebnis ist die **DIN 4261**: *Kleinkläranlagen, Richtlinien für Anwendung, Bemessung, Ausführung und Betrieb*. Dieses erstmalig 1941 erschienene Normblatt wurde unter Mitwirkung des Instituts für Wasser-, Boden- und Lufthygiene in abgewandelter Form nach fast fünfjährigen schwierigen Verhandlungen im Oktober 1954 neu herausgegeben und ist inzwischen im Bundesgebiet und Westberlin als amtliche Vorschrift auch im Rahmen der Einheitlichen technischen Baubestimmungen (ETB) an die Stelle der früheren Länderbestimmungen getreten. Da auch die Kleinkläranlagen zu den prüfpflichtigen Grundstücksentwässerungsgegenständen gehören, dürfen derartige typenmäßig (z. B. in Betonwarenfabriken) hergestellte Anlagen nur eingebaut werden, wenn sie mit einem Prüfzeichen versehen sind. Dieses erteilt für die Baupolizeibehörden der Länder der Prüfausschuß für Grundstücksentwässerungsgegenstände[1]), sofern die betreffende Type den Vorschriften der DIN 4261 entspricht. Damit ist eine einheitliche Handhabung für Westdeutschland und Westberlin gesichert.

Der *Geltungsbereich der Norm* erstreckt sich auf alle Kleinkläranlagen, die zur Reinigung und Beseitigung des häuslichen Abwassers aus einzelnen oder mehreren Gebäuden mit höchstens 500 angeschlossenen Einwohnern dienen. Bei höherer Belastung wird man zweckmäßig die allgemein anerkannten aber bisher nicht genormten Regeln der Klärtechnik anwenden, die gegenüber der DIN 4261 Erleichterungen bringen.

Die Norm DIN 4261 befaßt sich mit der Beseitigung des Abwassers durch Ableitung in einen Vorfluter, durch flache Berieselung des Untergrundes mit Hilfe eines unterirdischen Rieselrohrnetzes oder durch Versenkung in den tieferen Untergrund mittels eines Sickerschachtes. Die Richtlinien gelten nicht für gewerbliche Abwässer und für Krankenhäuser, Heilanstalten u. dgl.; Regenwasser darf nicht durch eine Kleinkläranlage hindurchgeleitet werden. Für einige Betriebe ohne gewerbliche Abwässer sind in der Norm sog. „Einwohnergleichwerte" aufgeführt. Sie geben für bestimmte Betriebsmerkmale die Zahlen der vergleichbaren ständig anwesenden Einwohner an, die der Bemessung der Anlage zugrunde zu legen sind. So ist z. B. ein Bett im Hotel oder Gasthof einem ständigen Einwohner gleichzusetzen, zwei Betriebsangehörige in Fabriken oder Werkstätten ohne gewerbliche Abwässer ebenfalls einem ständigen Einwohner.

DIN 4261 legt einen täglichen Wasserverbrauch = Abwasseranfall von 100 l je Einwohner zu Grunde. Wo ein höherer Wasserverbrauch zu erwarten ist, z. B. bei Erholungsheimen, ist der erhöhte Abwasseranfall entsprechend zu berücksichtigen.

Gestaltung der Kleinkläranlagen

Die Gestaltung der Kleinkläranlagen stellt ein klärtechnisches Sondergebiet dar; die bei den großen städtischen Kläranlagen erprobten Regeln, Konstruktions- und Bemessungsgrundsätze können nicht ohne weiteres übernommen werden [3].

Die Unterschiede gegenüber den großen Anlagen liegen einmal im Abwasserzufluß, dessen Menge und Konzentration bei den kleinen Anlagen viel ungleichmäßiger ist als bei großen Anlagen. Der Zufluß erfolgt stoßweise (z. B. beim Ziehen

---

[1] Anschrift: Düsseldorf, Alleestr. 49/51.

eines Klosettspülkastens). Art und Anteil der Schmutzstoffe im Abwasser schwanken ebenfalls sehr stark, denn der Abfluß einer Badewanne oder eines Waschkessels hat eine ganz andere Zusammensetzung und Temperatur als der eines Spülaborts. Die Schmutzstoffe, z. B. Kotballen und Papier, werden auf dem kurzen Weg bis zur Kleinkläranlage nicht wie bei den großen Anlagen zerrieben. Ferner macht sich die Überbelegung eines Wohnhauses bei kleinen Anlagen viel unangenehmer bemerkbar als bei großen.

Ein weiterer wesentlicher Unterschied liegt in der Wartung der Anlagen und ihrer Überwachung durch die Aufsichtsbehörden. Der Betrieb der großen Kläranlagen liegt in öffentlicher Hand; sie können durch geschultes Personal betreut werden. Bei den Kleinkläranlagen ist dagegen der Eigentümer für die Wartung verantwortlich, der für diese Dinge oft wenig Verständnis hat. Infolgedessen ist an sich eine verstärkte behördliche Überwachung der Kleinkläranlagen notwendig. Diese ist aber angesichts der großen Anzahl und verstreuten Lage nicht ohne weiteres durchführbar. Daraus ist zu folgern:

Je mehr die Gewähr einer ordnungsmäßigen Wartung gegeben ist, desto komplizierter kann die Kleinkläranlage sein, desto näher kann man bei ihrer Bemessung an die gerade noch zulässigen Grenzzahlen herangehen. Wenn aber umgekehrt, wie in Deutschland meistens, eine ausreichende Wartung nicht immer gewährleistet und je weniger mit sachkundigem Bedienungs- und Überwachungspersonal zu rechnen ist, desto einfacher und unempfindlicher muß die Anlage sein, desto vorsichtiger muß sie bemessen werden, damit jederzeit die zur Reinhaltung der Gewässer erforderliche Wirkung sichergestellt ist. Dies kann man wohl als das Kernproblem der Kleinkläranlagen ansehen.

Ein weiterer Unterschied gegenüber Großanlagen ist dadurch gegeben, daß bei der Verkleinerung bestimmter, bei jenen bewährter Bauformen nicht eine entsprechende klärtechnische Wirksamkeit zu erwarten ist.

Schließlich liegt ein sehr wesentlicher Unterschied zwischen großen und kleinen Anlagen in der finanziellen Trägerschaft. Bei den kleinen Anlagen sind die Anlage- und Betriebskosten ebenso wie bei Sammelgruben vom Grundstückseigentümer zu tragen. Die Gemeinden haben dies leider manchmal ausgenutzt, um sich eine öffentliche Sammelkanalisation zunächst zu ersparen und die Kosten für die Abwasserbeseitigung auf die Grundstückseigentümer abzuwälzen. Aus dem gleichen Grunde haben Gemeinden nach dem Bau einer Sammelkanalisation zunächst auf eine Sammelkläranlage verzichtet, den Grundstückseigentümern aber die Reinigung der Abwässer vor ihrer Ableitung in die Kanalisation in Kleinkläranlagen vorgeschrieben, die an diesen Stellen als Ersatz für eine zentrale Anlage aber völlig ungeeignet sind.

Bei der Aufstellung der Norm DIN 4261 hat man diesen Unterschieden, insbesondere hinsichtlich des Abwasserzuflusses und der Wartung und Überwachung der Kleinanlagen, Rechnung getragen. Man ist bei den *Anforderungen an die Reinigungswirkung* der Kleinkläranlagen davon ausgegangen, daß es bei ihnen nicht, wie bei den Großanlagen, darauf ankommt, einen möglichst hohen Reinigungserfolg zu erzielen, sondern man will eine *praktisch ausreichende* Reinigung des Abwassers *ständig* sicherstellen und beschränkt sich daher, im Gegensatz zu den verfeinerten Berechnungsmethoden der Großanlagen, auf zwei Haupt-Reinigungsstufen.

Die erste Stufe ist die „Entschlammung", bei der sich das Abwasser eine bestimmte Zeit in Absetzbecken, Klärbecken, hier Klärgruben, aufhält, so daß sich die sogenannten „absetzbaren", im wesentlichen ungelösten Bestandteile ausscheiden können. Die zweite Stufe ist die „biologische Reinigung", bei der dem Abwasser die Fäulnisfähigkeit genommen wird, indem die gelösten und halbgelösten, hauptsächlich organischen Stoffe sowie die schwer absetzbaren Schwebestoffe entfernt werden. Hierzu bedient man sich der im Wasser und Boden vorkommenden aeroben oder anaeroben Mikroorganismen, für die man auf Tropfkörpern, in unterirdischen Rieselrohrnetzen oder in Faulgruben geeignete Lebensbedingungen schafft, und die man mit den im Abwasser nach seiner Entschlammung noch enthaltenen Schmutzstoffen gleichsam „füttert".

Eine weitere Reinigungsstufe ist die *Desinfektion* des Abwassers, welche die im vorgereinigten Abwasser noch enthaltenen Krankheitserreger unschädlich machen soll. Sie kommt für die normalen häuslichen Abwässer nicht in Betracht, wohl aber für Sonderfälle, z. B. für infektiöse Abwässer von Krankenhäusern (vgl. Abschn. I, 5).

DIN 4261 fordert vor der Einleitung in ein Gewässer im allgemeinen die biologische Reinigung. Die zuständige Behörde kann eine bloße Entschlammung zulassen, wenn der Vorfluter in der Lage ist, die biologische Reinigung selbst vorzunehmen.

Die Entschlammung

Für die Entschlammung läßt DIN 4261 zwei Verfahren zu: 1. die sogenannte „*mehrstöckige Klärgrube*", 2. die „*Mehrkammerfaulgrube*".

Bei der ersteren handelt es sich um eine Kleinausgabe des bekannten sogenannten „Emscherbrunnens" (Abb. 6). Das durch den Absetzraum fließende Abwasser bleibt im Emscherbrunnen von den Fäulnisvorgängen im Boden- und Schwimmschlammraum weitgehend unberührt, wird „frisch erhalten" und vom Vorfluter leichter „verdaut"; man spricht deshalb auch von einer „Frischwasser"-Kläranlage. Aber nur große Anlagen besitzen diesen Vorzug. Bei kleinen Anlagen kann man die Weite des Durchtrittsschlitzes zwischen Absetz- und Faulraum nicht unter 12 cm verkleinern, wenn der Durchtritt der Sperrstoffe nicht behindert werden soll. Auf der Wasseroberfläche des Absetzraumes

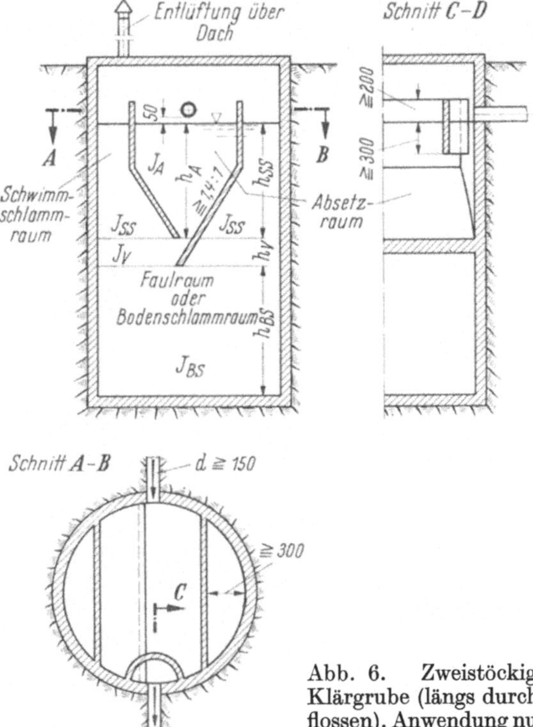

Abb. 6. Zweistöckige Klärgrube (längs durchflossen). Anwendung nur ab 50 Einwohnern gestattet (aus DIN 4261). — Diese Prinzipskizze stellt nicht die einzige Ausführungsmöglichkeit dar, sondern ist nur ein Musterbeispiel

setzt sich ferner ständig der „primäre" Schwimmschlamm aus nicht zerriebenen
Schwimmstoffen (Fäces, Toilettenpapier usw.) ab. Wenn diese nicht laufend in den
eigentlichen Schwimmschlammraum übergeführt werden, setzt sich der Absetzraum
bald zu. Das Abwasser wird gezwungen, über den Schlitz durch den Faulraum zu fließen, und gerade dies soll verhindert werden. Die nicht unbegrenzt zu verkleinernde
Schlitzweite begünstigt ferner die durch Temperaturunterschiede und durch stoß-
weisen Zufluß hervorgerufene Tendenz zum Wasseraustausch zwischen Absetz- und
Faulraum. Schließlich wirkt sich bei kleinen Anlagen der unregelmäßige Abwasserzufluß nachteilig aus, da man den Absetzraum relativ größer als bei Großanlagen
bemessen muß, um die erforderliche Mindestabsetzzeit nicht zu unterschreiten, und
andererseits der Zufluß zeitweilig vollkommen aussetzt. Hierdurch wird das uner-
wünschte Anfaulen des Abwassers im Absetzraum erleichtert.

Aus allen diesen Gründen fällt bei kleinen mehrstöckigen Anlagen gegenüber den
Großanlagen der Vorteil der Frischhaltung weg. Solche Gruben wirken praktisch
wie Faulgruben, aber mit dem weiteren Nachteil, daß hierfür ihre Bauart unzweck-
mäßig und ihre Abmessungen zu klein sind. Deshalb und besonders wegen der bereits erörterten hohen Ansprüche an die Wartung hatte die frühere Landesanstalt
für Wasser-, Boden- und Lufthygiene im Jahre 1942 als untere Grenze für die Anwendung der mehrstöckigen Anlagen 200 angeschlossene Einwohner vorgeschla-
gen. Aus verschiedenen Gründen, die hier nicht erörtert werden können, wurde in
der Norm diese Grenze auf 50 Einwohner herabgesetzt. Dies bedeutete aber gegenüber den früheren Vorschriften immer noch eine wesentliche Verbesserung, da
nach diesen die mehrstöckigen Anlagen bereits zum Teil ab 5 oder 10 Einwohnern

zulässig waren [2]. Trotzdem sollen zweistöckige Anlagen möglichst nur für größere Ein-
wohnerzahlen und nur dort, wo eine ständige Wartung wirklich gesichert ist, verwendet werden.

Bei der Mehrkammerfaulgrube (Abb. 7), die jetzt bei einer Belastung mit Abwasser von
weniger als 50 Einwohnern allein zur Entschlammung zugelassen ist, handelt es sich um eine in
mehrere Kammern unterteilte Überlaufgrube, bei der neben einem bestimmten nutzbaren Inhalt je Einwohner (200 l/Einwohner entsprechend einem theoretischen Abwasseraufenthalt von
2 Tagen) und einem bestimmten Verhältnis der Kammer-Inhalte in konstruktiver Hinsicht im we-

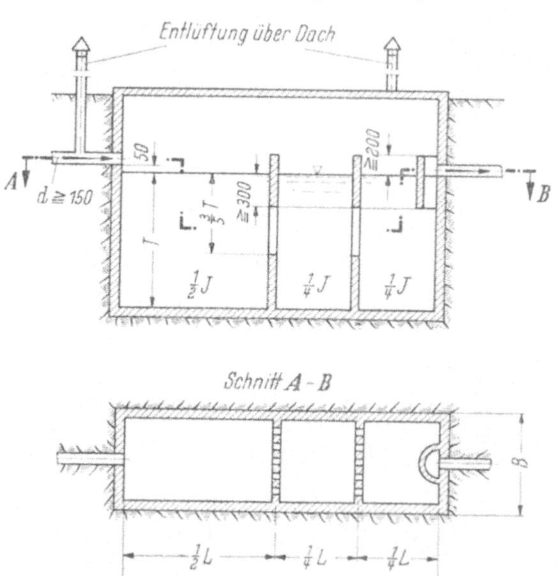

Abb. 7.

Dreikammer-Grube (längs durchflossen) (aus DIN 4261).
Diese Prinzipskizze stellt nicht die einzige Ausführungsmöglichkeit dar, sondern ist nur ein Musterbeispiel

sentlichen nur gefordert wird, daß die Verbindungen der einzelnen Kammern ein
Übertreten von Boden- und Schwimmschlamm verhindern müssen. Dies kann durch

Anordnung von Tauchwänden und Tauchrohren, die mindestens 300 mm eintauchen und 200 mm hoch über den Wasserspiegel reichen müssen, geschehen. Auch schmale senkrechte Schlitze, deren Oberkanten wie in Abb. 7 von der Wasseroberfläche mindestens 300 mm entfernt sind und deren Unterkanten in etwa $^2/_5$ der nutzbaren Wassertiefe über der Klärgrubensohle liegen, haben sich bewährt. Da die Faulgrube bei der vorgeschriebenen Raumgröße auch dann noch eine ausreichende Entschlammung bewirkt, wenn der Boden- und Schwimmschlamm längere Zeit nicht entfernt wird, ist bei normaler Belastung durch häusliche Abwässer eine Räumung des Schlammes erst nach längstens einem halben Jahr notwendig. Sie stellt daher im Gegensatz zu mehrstöckigen Klärgruben nur sehr geringe Anforderungen an die Wartung. Das läßt sie für kleine, schlecht zu überwachende private Anlagen als besonders geeignet erscheinen. Der faulige, mit Schwefelwasserstoff beladene Abfluß kann dabei in Kauf genommen werden.

Die biologische Reinigung

Für die biologische Reinigung läßt DIN 4261 die Entschlammung (Faulgruben oder ab 50 Einwohner mehrstöckige Klärgruben) mit anschließendem schwachbelastetem Tropfkörper (Inhalt der Brockenmasse 200 l/Einwohner) zu. Hierbei durchfließt das entschlammte Abwasser einen Brockenkörper aus Lavaschlacke, Koks oder sauberer Kesselschlacke, auf dem sich aerobe Mikroorganismen ansiedeln. Er erfordert eine gewisse Wartung. Außerdem ist die „Mehrkammer*aus*faulgrube" zugelassen, bei der das Abwasser entschlammt und die organischen Stoffe durch Fäulnisbakterien bis nahezu zur Fäulnisunfähigkeit ausgefault werden. Die Mehrkammerausfaulgrube muß einen nutzbaren Inhalt von mindestens 1000 l/Einwohner (entsprechend einem Abwasseraufenthalt von theoretisch 10 Tagen) aufweisen. Sie stellt ebenfalls nur geringe Ansprüche an die Wartung.

Als gewisser Nachteil gegenüber der biologischen Reinigung durch Tropfkörper ist zu erwähnen, daß der Ablauf der Ausfaulgrube meist noch etwas Schwefelwasserstoff enthält. Dies kann sich bei empfindlichen Vorflutern nachteilig auswirken. Der Schwefelwasserstoff kann aber, wenn das erforderliche Gefälle vorhanden ist, durch nachgeschaltete Belüftung praktisch beseitigt werden.

Die biologische Reinigung ist schließlich im Anschluß an eine Entschlammungsfaulgrube (Mehrkammerfaulgrube) auch in den in Nordamerika angewandten Sandfiltergräben möglich. Hierfür gibt DIN 4261 technische Hinweise. Es handelt sich um 1,20 bis 1,50 m tiefe Gräben, deren unterer Teil mit einer 60 cm starken Sandschicht ausgefüllt ist, in der sich die biologischen Reinigungsvorgänge abspielen. Das entschlammte Abwasser wird der Sandschicht durch ein Rieselrohr, das in etwa 60 bis 90 cm Tiefe im Graben verlegt ist, zugeführt; das gereinigte Abwasser sammelt sich in einem auf der Sohle des Grabens angeordneten Drainrohr und wird von dort einem Vorfluter zugeleitet. Beide Rohrnetze müssen mit Belüftungsrohren versehen sein, um wie beim Tropfkörper den erforderlichen Luftzutritt zu den in der Sandschicht sich ansiedelnden Mikroorganismen zu gewährleisten.

Die Abwasserunterbringung bei Fehlen eines Vorfluters

Wenn ein Vorfluter zur Aufnahme der Abwässer des betreffenden Grundstücks nicht in erreichbarer Nähe liegt, kann das Abwasser nach DIN 4261 durch *Untergrundberieselung* oder, wenn keine andere Möglichkeit gegeben ist, durch Versenkung in den Untergrund beseitigt werden. Im ersteren Falle wird das vorgeklärte Abwasser mit einem in etwa 0,6 bis 0,9 m Tiefe zu verlegenden Rieselrohrnetz, das über dem Grundwasser liegen soll, *weitflächig* im Untergrund verrieselt. Die einzelnen in Abständen von mindestens 2 m anzuordnenden Rieselstränge sollen nicht länger als 30 m und an den Enden wie bei den Sandfiltergräben mit Belüftungsrohren ausgestattet sein. Dadurch wird das Wachstum von Mikroorganismen gefördert, die die Schleimstoffe des Abwassers aufarbeiten und dadurch ein vorzeitiges Verstopfen des Rieselrohrnetzes verhindern. Hierfür wird weiterhin empfohlen, das Abwasser gegebenenfalls durch eine biologische Reinigung vorzuklären. Das Normblatt enthält ferner Einzelheiten über die Bemessung der nutzbaren Länge des Rieselrohrnetzes in Abhängigkeit von der Schluckfähigkeit des Untergrundes und über seine sonstige technische Durchbildung.

Bei der *Versenkung in den Untergrund* wird das vorgeklärte Abwasser mittels Sickerschacht einem Brunnen mit offener Sohle und durchlässigen Wänden an *einer* Stelle in die Bodenschichten eingeleitet. Die zuständige Behörde muß die Tiefe des Sickerschachtes so festlegen, daß eine schädliche Beeinträchtigung des Grundwassers nicht eintritt. Deswegen werden in klüftigem Untergrund Versenkungsanlagen nicht zugelassen; im übrigen soll der Abstand zwischen Schachtsohle und Grundwasserspiegel möglichst nicht weniger als 1 m betragen.

Betrieb und Wartung

Von den einschlägigen Vorschriften sei hier nur hervorgehoben, daß bei den mehrstöckigen Klärgruben aus den oben bereits erwähnten Gründen der Absetzraum *ständig* frei von Schwimmschlamm zu halten ist. Bei Tropfkörpern hat sich die Wartung insbesondere auf das einwandfreie Arbeiten der Einrichtungen zu erstrecken, mit denen das vorgeklärte Abwasser über die Oberfläche der Brockenmasse verteilt wird.

Zusammenfassung

Das Hauptproblem der Kleinkläranlagen war die Anwendung des Emscherbrunnen-Prinzips auf kleine Hausklärgruben, für die es an sich nicht geeignet ist. Der Kleinemscherbrunnen darf jetzt erst bei Abwässern von 50 Einwohnern und mehr verwandt werden. Dies ist als wesentlichster Fortschritt der neuen Ausgabe des Normblatts DIN 4261 herauszustellen. Trotzdem ist auch bei ausreichender Gestaltung und Bemessung auf der Grundlage der neuen Norm die Reinigungswirkung dieser kleinen Kläranlagen von der ausreichenden Wartung abhängig und erfahrungsgemäß, wenn die erforderliche behördliche Überwachung fehlt, z. T. sehr ungleichmäßig, z. T. ungenügend [4] [5]. Deshalb soll man die Kleinkläranlagen nur noch dort zulassen, wo ein gemeinsames Entwässerungsnetz nicht besteht, in absehbarer Zeit nicht zu erwarten oder für das betreffende Wohngrundstück zu weit entfernt ist. Als Ersatz für eine zentrale Kläranlage auf einzelnen Grundstücken sind sie in kanalisierten Gebieten völlig fehl am Platze.

Literatur

[1] WELDERT, R.: Die Abfallstoffe und ihre Beseitigung
    E. v. ESMARCHS Hyg. Taschenb., VI. Aufl., Berlin 1950, S. 246.
[2] HEINS, P. u. H. ANTZE: Abwasser ohne Kanalisation. Ges.-Ing **73,** 326, (1952).

[3] ANTZE, H.: Hygienische und abwassertechnische Probleme der Kleinkläranlagen. Ges.-Ing. 77, 265 u. 308, (1956).

[4] MEINCK, F.: Einflüsse auf die Abwasserreinigung in Einzelkläranlagen, Ges.-Ing. 74, 43 (1953).

[5] REPPICH, K.: Die Wartung von Kleinkläranlagen und ihr Einfluß auf die Reinigungswirkung. Kommunalwirtschaft (1959), 305.

5. Behandlung von Abwässern aus Krankenanstalten sowie von infektiösen Abwässern

Von H. H. ANTZE

Die Richtlinien des Normblatts **DIN 19650** *(Bewässerung und Verwendung von Abwasserrückständen, Hygienische Richtlinien)* gelten nicht für infektiöse Abwässer einzeln liegender Anstalten, die von der landwirtschaftlichen Abwasserverwendung auszuschließen sind (vgl. S. 51), z. B. Infektionskrankenhäuser, Infektionsabteilungen, Isolierstationen für Dauerausscheider in Heil- und Pflegeanstalten, Tuberkulose-Heilstätten oder Tbc-Isolierheime, Seuchen- bzw. Sanitätsschlachthäuser, Kadaverplätze, Konfiskat-Sammelstellen und Tierkörper-Verwertungsanstalten. Auch das Normblatt **DIN 4261** *(Kleinkläranlagen, Richtlinien für Anwendung, Bemessung, Ausführung und Betrieb)* (vgl. S. 36) gilt nicht für die Behandlung der Abwässer von Krankenhäusern, Sanatorien und Badeanstalten jeder Art sowie von gewerblichen Abwässern mit oder ohne Anteil an häuslichen Zuflüssen.

Dem dringenden Bedürfnis nach einheitlichen Richtlinien für die Behandlung derartiger Sonder-Abwässer vor ihrer Einleitung in die Gewässer wurde durch die Aufstellung des Normblattes **DIN 19520** *(Abwässer aus Krankenanstalten, Richtlinien für die Behandlung)* vom April 1959 Rechnung getragen. Bereits vorher (1956) waren von der Bayerischen Landesstelle für Gewässerkunde und der Bayerischen Biologischen Versuchsanstalt im Benehmen mit der Gesundheitsabteilung des Bayerischen Staatsministeriums des Innern „Richtlinien für die Behandlung von Abwässern aus Krankenhäusern" herausgegeben worden[1]. Speziell für Tbc-Anstalten hatte ferner das Deutsche Zentralkomitee zur Bekämpfung der Tuberkulose im Jahre 1954 „*Gesichtspunkte betr. Desinfektion der Abwässer von Tuberkulose-Anstalten*"[2] veröffentlicht. Schließlich sind in diesem Zusammenhang die gesetzlichen Vorschriften über die Tierkörperbeseitigung sowie der Entwurf von „*Richtlinien für die Reinigung von Gerbereiabwässern*" [1] der Abwassertechnischen Vereinigung zu erwähnen. Im folgenden sollen die Hauptgesichtspunkte dieser Richtlinien kurz behandelt werden.

Abwässer aus Krankenanstalten

Die bayerischen Richtlinien sowie die DIN 19520 bilden eine Ergänzung der DIN 4261 (Kleinkläranlagen), deren Grundsätze für die Gestaltung und Bemessung der Kleinkläranlagen auch auf die Abwässer aus Krankenanstalten anzu-

---

[1] Eingeführt durch Entschließung d. Bayerischen Staatsministeriums des Innern vom 3. 2. 1956 — Nr. IV E 5 — 9304 b 3 — (Ministerialamtsbl. S. 103).

[2] Zu beziehen von der Geschäftsstelle in Augsburg, Schießgrabenstr. 24.

wenden sind, wobei aber den bei diesen vorliegenden besonderen Verhältnissen durch gewisse Änderungen Rechnung getragen ist.

Der Geltungsbereich erstreckt sich bei den bayerischen Richtlinien ganz allgemein auf die Behandlung von Abwässern aus Krankenhäusern, und zwar bei eigener Kläranlage bis zu einem Anschlußwert von 500 Einwohnern. DIN 19520 gilt für die Abwasserreinigung von Anstalten und Einrichtungen, die der Behandlung, Pflege und Unterbringung von Kranken dienen, und bei einer etwaigen eigenen Kläranlage bis zu 200 daran angeschlossenen Krankenbetten. Für Krankenanstalten mit mehr als 200 Krankenbetten können wie bei den Kleinkläranlagen für mehr als 500 angeschlossene Einwohner die allgemeinen Regeln der Klärtechnik angewandt werden. Dasselbe gilt in Bayern für Krankenhäuser mit einem Einwohnergleichwert von mehr als 500. DIN 19520 gilt auch für einschlägige wissenschaftliche Institute; wegen der Isotopenabteilungen von Krankenanstalten und wissenschaftlichen Instituten wird auf die Rechtsvorschriften über den Strahlenschutz verwiesen.

Einleitung in eine gemeindliche Kanalisation

DIN 19520 empfiehlt ganz allgemein die Einleitung der Abwässer von Krankenanstalten in eine gemeindliche Kanalisation und ihre Reinigung gemeinsam mit den Abwässern der Gemeinde in einer Sammelkläranlage, soweit es der Gewässerschutz erfordert. Ob und wieweit in einem solchen Falle die Krankenhausabwässer vor ihrer Ableitung in das Kanalnetz noch gesondert vorzubehandeln sind, hängt von der Entscheidung der zuständigen Behörde ab.

Nach den bayerischen Richtlinen ist für Abwässer allgemeiner Krankenhäuser bei ihrer Einleitung in ein Kanalnetz mit ausreichend bemessener Sammelkläranlage keine eigene Kläranlage erforderlich. Auch die Gesichtspunkte des Deutschen Zentralkomitees zur Bekämpfung der Tuberkulose gehen davon aus, daß bei den Abwässern von Tuberkulose-Anstalten und Tuberkulose-Abteilungen der allgemeinen Krankenhäuser keine besondere Infektionsgefahr anzunehmen ist, wenn nach ordnungsmäßiger Desinfektion der Ausscheidungen und Wäsche das im übrigen unbehandelte Abwasser einer einwandfrei arbeitenden größeren städtischen biologischen Kläranlage zugeführt wird. Im übrigen ist auch nach den Gesichtspunkten des DZK die Frage, ob eine solche Gefahr im Einzelfall vorliegt, von der Aufsichtsbehörde zu entscheiden.

Abwasserbehandlung in eigener Kläranlage

Wird eine eigene Kläranlage für die Krankenanstalt erforderlich, so ist nach der DIN 19520 und den bayerischen Richtlinien für die Abwasserableitung das Trennverfahren anzuwenden. Für die Bemessung und Gestaltung der Kläreinrichtungen sind die in beiden Richtlinien gegenüber der DIN 4261 (Kleinkläranlagen) enthaltenen Änderungen und Ergänzungen zu beachten. Diese sind einmal bedingt durch den erheblich größeren Wasserverbrauch der Krankenanstalten, der in manchen Fällen täglich 500 l/Krankenbett und mehr betragen kann, zum anderen durch den Gehalt dieser Abwässer an Desinfektionsmitteln und Antibiotika, die die biologischen Reinigungsvorgänge hemmen. Daher sind gegenüber der DIN 4261 größere Bemessungszahlen für die Einrichtungen zur Klärung und Ableitung der Abwässer erforderlich. Da bei Großanlagen der höchste stündliche

Abwasseranfall bis auf $^1/_5$ der Tagesmenge ansteigen kann, empfiehlt DIN 19520 außerdem, Abwässer, die wie z. B. in Wäschereien stark stoßweise anfallen, zu speichern und gleichmäßig abfließen zu lassen.

Nach den bayerischen Richtlinien ist bei Anwendung der Bemessungszahlen der DIN 4261 im allgemeinen ein halbes Krankenbett einem Einwohner gleichzusetzen, sofern nicht nach der DIN 4261 (Kleinkläranlagen) ein größerer Wasserverbrauch als 100 l/Einwohner zu berücksichtigen ist; bei der Bemessung des Faulraums (Bodenschlammraums) von mehrstöckigen Klärgruben ist mindestens die eineinhalbfache Kopfzahl zu Grunde zu legen.

Die DIN 19520 geht in ihren Forderungen z. T. weiter und schreibt bei der Entschlammung für Mehrkammerfaulgruben einen nutzbaren Inhalt vor, der gleich der in zwei Tagen verbrauchten Wassermenge ist, mindestens jedoch 500 l je Krankenbett und (wie bei der DIN 4261) 200 l je angeschlossenem Einwohner (einschl. des in der Krankenanstalt ständig wohnenden Personals) entsprechen muß. Bei mehrstöckigen Klärgruben soll der Absetzraum einen Inhalt von 40% des täglichen Wasserverbrauchs, mindestens aber von 100 l je Krankenbett und entsprechend DIN 4261 30 l je Einwohner, der Bodenschlammraum (Faulraum) von 120 l je Krankenbett und 60 l je Einwohner besitzen. Bei den biologischen Anlagen muß der Inhalt der Tropfkörperbrockenmasse 300 l je Krankenbett und 200 l je Einwohner entsprechen. Der Verbesserung der Reinigungswirkung können das Rückpumpen des Tropfkörperablaufs sowie das Belebungsverfahren dienen.

Für das Ausmaß der Reinigung des Abwassers allgemeiner Krankenanstalten vor ihrer Ableitung in ein oberirdisches Gewässer gilt nach der DIN 19520 und den Bayerischen Richtlinien dasselbe wie nach DIN 4261 für die normalen Kleinkläranlagen (biologische Reinigung, falls nicht Erleichterungen von der zuständigen Behörde zugelassen). Die Gesichtspunkte des DZK fordern demgegenüber die mechanische und biologische Reinigung der Abwässer von Tuberkulose-Anstalten.

Bei der Untergrundberieselung ist nach DIN 19520 das Rieselrohrnetz gegenüber den in DIN 4261 für einen täglichen Abwasseranfall von 100 l/Einwohner angegebenen Bemessungszahlen entsprechend dem vergrößerten Abwasseranfall zu verlängern; die Versenkung in den Untergrund ist möglichst zu vermeiden und nur in Sonderfällen nach biologischer Reinigung und Desinfektion zulässig. Nach den bayerischen Richtlinien ist eine Untergrundberieselung oder -versenkung ohne vorherige Desinfektion bei geeigneten Bodenverhältnissen nur unter der Voraussetzung zulässig, daß eine Beeinträchtigung des Grundwassers mit Sicherheit vermieden wird (vgl. auch DIN 4261).

Zusätzliche Behandlung infektiöser Abwässer von Krankenanstalten

Eine wichtige Ergänzung zum Normblatt DIN 4261 (Kleinkläranlagen) sind die Hinweise der DIN 19520, der bayerischen Richtlinien und der Gesichtspunkte des Deutschen Zentralkomitees zur Bekämpfung der Tuberkulose über die zusätzliche Behandlung infektiöser Abwässer von Krankenanstalten. Hierzu rechnen die Abwässer aus Infektions-Krankenanstalten, Infektionsabteilungen von allgemeinen Krankenanstalten, aus pathologischen und anderen mit Krankheitserregern arbeitenden Instituten sowie insbesondere aus Tuberkulose-Anstalten und Tuberkulose-Abteilungen der allgemeinen Krankenhäuser. Hierfür wird in DIN

19520 und den bayerischen Richtlinien grundsätzlich eine Desinfektion der Abwässer vor ihrer Einleitung in die Gewässer gefordert. Bei der Ableitung in eine Ortsentwässerung ist eine etwaige Desinfektion von der Entscheidung der zuständigen Behörde abhängig und in Bayern dann nicht erforderlich, wenn die infektiösen Abwässer in einem geschlossenen Kanalnetz durch die Abwässer der betreffenden Gemeinde den örtlichen Verhältnissen entsprechend hinreichend verdünnt und in einer Sammelkläranlage wirksam behandelt werden, bevor sie in einen Vorfluter mit genügendem Selbstreinigungsvermögen gelangen.

Nach den Gesichtspunkten des DZK sind Abwässer von Tuberkuloseanstalten usw. vor ihrer Ableitung in die Gewässer mechanisch und biologisch zu reinigen und, sofern sie eine besondere Infektionsgefahr darstellen, außerdem noch zu desinfizieren (wegen der Einleitung von Tbc-Abwässern in ein Kanalnetz siehe oben).

Diese Abwasserdesinfektion ersetzt *nicht* die laufende Desinfektion am Krankenbett und innerhalb der Krankenanstalt. Hierbei sollen chemische Desinfektionsmittel *vor* der Kläranlage nicht in größerer Menge und Konzentration als jeweils vorgeschrieben verwandt werden, um die Wirkung der Kläreinrichtungen, insbesondere des biologischen Teils, nicht über Gebühr zu beeinträchtigen. Deshalb wird auch die Anwendung thermischer Verfahren zur Wäsche- und Sputumdesinfektion in allen drei Richtlinien empfohlen.

DIN 19520 weist noch darauf hin, daß die *gesamten* Abwässer allgemeiner Krankenanstalten zu desinfizieren sind, wenn das Abwasser ihrer etwaigen Infektionsabteilungen nicht kanalisationsmäßig und klärtechnisch gesondert erfaßt und behandelt werden kann. Letzteres wird auch in den bayerischen Richtlinien zur Ersparnis von Desinfektionsmitteln für zweckmäßig gehalten.

Als *Verfahren für die Desinfektion der gesammelten Abwässer* einer Krankenanstalt führen die bayerischen Richtlinien und die Gesichtspunkte des DZK die Chlorung, die DIN 19520 die Chlorung und daneben die thermische Behandlung an. Die Gesichtspunkte weisen ferner darauf hin, daß für eine unschädliche Beseitigung von Tbc-Abwässern mit Zustimmung der zuständigen Behörde bei geeigneten Untergrundverhältnissen auch die Untergrundberieselung in Frage kommt.

Die *Chlorung* darf, um die biologischen Abbauvorgänge nicht zu stören, erst nach der Abwasserreinigung, die thermische Desinfektion kann dagegen bereits vorher durchgeführt werden. Die Verwendung von Chlorgas im indirekten Verfahren wird empfohlen (vgl. **DIN 19606:** *Wasseraufbereitung, Chlorgasgeräte zur Wasserbehandlung; Allgemeines, Betrieb und Aufstellung*, Ausgabe März 1956). Notfalls kann bei kleineren Anlagen mit Ausnahme der Tuberkulose-Anstalten auch die Verwendung von Natriumhypochlorit (Chlorbleichlauge) in Betracht kommen, während nach DIN 19520 Chlorkalk wegen der Schwierigkeiten, die einer zuverlässigen Dosierung entgegenstehen, nicht geeignet ist.

Die Chlorung erfordert eine ausreichende Vorreinigung des Abwassers; dabei bietet die aerob-biologische Behandlung, z. B. in Tropfkörpern, die größte Sicherheit. Vor Einleitung in eine Kanalisation und vor der Chlorung muß das Abwasser *mindestens gut entschlammt* werden. In jedem Falle empfiehlt sich die Verwengund von zweistöckigen Klärgruben, da der Chlorverbrauch bei der Desinfektion des Ablaufs von Mehrkammerfaulgruben größer ist. Bei der Chlorung ist nach DIN 19520 in jedem Falle ein *besonderes* Einwirkungsbecken erforderlich, das für den Spitzenanfall des Abwassers eine mindestens halbstündige Chloreinwirkungszeit gewährleisten muß. Das Nachklärbecken einer biologischen Anlage darf hierzu nicht verwendet werden.

Der erforderliche Überschuß an gesamtem wirksamem Chlor im Abfluß der Desinfektionsanlage wird in DIN 19520 nicht angegeben; er ist von der zuständigen Behörde festzusetzen. Nach den bayerischen Richtlinien ist nach halbstündiger Einwirkungszeit ein Chlorüberschuß von 0,5 mg/l als ausreichend anzusehen.

Für Tuberkulosekrankenanstalten reicht dies jedoch nicht aus. Nach den Gesichtspunkten des DZK muß nach mindestens halbstündiger Kontaktzeit ein Chlorüberschuß von mindestens 5 mg/l nachweisbar sein; dabei darf der pH-Wert des Abwassers nicht höher als 8 liegen. Ob wegen dieses hohen Chlor-Werts zur Verhinderung von Schäden im Vorfluter Entchlorungsanlagen notwendig sind, hängt von den örtlichen Verhältnissen ab.

Die Gesichtspunkte des DZK weisen noch darauf hin, daß bei dünnem Abwasser mit niedrigem Ammoniak-Gehalt Schwierigkeiten bei der Chlordosierung auftreten, und empfehlen deshalb, dem Abwasser Ammoniak in Form von Ammoniumsalzen zuzusetzen, und zwar am einfachsten durch Zugabe von Ammoniumsulfat [2]. Dies ist bei einem Ammoniakgehalt im Abwasser von weniger als 5 mg/l notwendig; deshalb muß bei der Überwachung der betreffenden Kläranlage auch der NH_3-Gehalt geprüft werden. Chlorkalk und Natriumhypochlorit sind für die Desinfektion von Tbc-Abwässern ungeeignet, weil sie in wirtschaftlich tragbaren Konzentrationen nicht auf Tuberkelbakterien wirken.

Die bayerischen Richtlinien und die DIN 19520 enthalten noch Vorschriften über die *Beseitigung der Abwasserrückstände*. Nach DIN 19520 kann der Abwasserschlamm entweder durch Trocknen bei Temperaturen über 100° C oder durch Ausfaulen und Vermischen des nassen Schlamms mit mindestens 10 kg gemahlenem, gebranntem Ätzkalk (frischer Sackkalk) je m³ Schlamm mit anschließender mindestens einjähriger Kompostierung unschädlich gemacht werden. Der nach dem zweiten Verfahren behandelte Schlamm darf aber im Gegensatz zu dem bei über 100° C getrockneten nur dort als Dünger verwendet werden, wo er untergegraben bzw. untergepflügt wird. Das zweite Verfahren gilt auch für den Abwasserschlamm von Tuberkulose-Anstalten und ist aus den Gesichtspunkten in die DIN 19520 übernommen worden.

Für die in der DIN 19520 angeführte *thermische Abwasserbehandlung*, die im Gegensatz zur Chlorung keine klärtechnische Vorbehandlung der Abwässer erfordert und die auch vor einer biologischen Abwasserreinigung angewandt werden darf, liegen noch keine speziellen Verfahrens-Normen vor. Für die gesammelten Abwässer von Krankenanstalten ist dieses Verfahren infolge des großen Wärmebedarfs sehr kostspielig und deshalb noch nicht allgemein eingeführt. Man versucht neuerdings, den Wärmeaufwand durch Anwendung des in anderen Zweigen der Verfahrenstechnik erprobten Gegenstromverfahrens mit Einsatz von Wärmeaustauschern zu verringern [3] [4].

Man wird daher die Weiterentwicklung auf diesem Gebiet im Auge behalten müssen. Die thermische Desinfektion dürfte, wenn die Anlagen einwandfrei arbeiten, in wirtschaftlicher Hinsicht der chemischen Desinfektion dort überlegen sein, wo die Krankenhausabwässer lediglich zu desinfizieren sind, eine klärtechnische Behandlung durch Absetzbecken, Tropfkörper usw. aber nicht erforderlich ist und daher die Kosten hierfür erspart werden können. Dies kommt z. B. in Betracht, wenn bei Einleitung der Krankenhausabwässer in eine städtische Kanalisation mit ausreichender Sammelkläranlage aus gesundheitlichen Gründen lediglich eine Desinfektion der Abläufe erforderlich ist. Hier kommt der verfahrenstechnische Vorteil der thermischen Desinfektion, nämlich der Fortfall von Geruchsbelästigungen von den auf dem Krankenhausgelände sonst notwendigen Kläranlagen, besonders zur Geltung.

Hervorzuheben sind schließlich noch in allen drei Richtlinien die Hinweise bezüglich *Betrieb und Wartung der Kläranlagen*, für die den bayerischen Richtlinien das Muster für ein „Chlorkontrollbuch der Kläranlage" beigefügt ist.

Infektiöse gewerbliche Abwässer

Die thermische Desinfektion ist bei der Behandlung von Abwässern aus Tierkörperbeseitigungsanstalten bereits gesetzlich vorgeschrieben.

Nach § 7 der *2. DVO* vom 17. 4. 1939 (Reichsgesetzbl. I S. 807) zum *Tierkörperbeseitigungsgesetz* vom 1. 2. 1939 (Reichsgesetzbl. I S. 187) sind die beim Bearbeiten der rohen Tierkörper und Tierkörperteile, beim Reinigen des Schlachtraumes sowie beim Reinigen der Fahrzeuge anfallenden flüssigen Abgänge einem Behälter (Sterilisator) zuzuführen und in ihm eine halbe Stunde lang mittels Dampf auf über 100° C zu erhitzen. Dieser Behälter muß nach § 5 der gleichen VO so eingerichtet sein, daß die Abwässer nur bei einem Dampfdruck von mindestens 0,5 atü ausfließen können. Dadurch ist der Ablauf eines ausreichend desinfizierten Abwassers sichergestellt [5]. Im übrigen sei auf die „*Richtlinien für die Abwasserbeseitigung bei Tierkörperbeseitigungsanstalten*" verwiesen, die mit Runderlaß des früheren Reichsministers des Innern vom 16. 9. 1943 (MBliV. S. 1493) eingeführt wurden.

Zu den *milzbrandverdächtigen Abwässern* rechnen nach dem oben erwähnten Richtlinien-Entwurf der ATV die Abwässer aus Gerbereien, die sogenannte Wildhäute sowie Material aus Ländern ohne straff organisierte Seuchenbekämpfung verarbeiten [6]. Seuchenhygienisch zuverlässige Behandlungsverfahren sind die doppelte Bodenfiltration, die einfache Bodenfiltration nach vorhergegangener chemischer Behandlung und schließlich die Untergrundverrieselung. Für den milzbrandverdächtigen Abwasserschlamm, der hochinfektiös sein kann, kommen Verbrennung oder die Kompostierung mit Ätzkalk in Betracht. Die Einleitung solcher Abwässer in eine Ortskanalisation ist nach diesen Richtlinien beim Mischsystem wegen der dabei vorhandenen Regenüberläufe nicht oder aber bei gemeinsamer Reinigung mit städtischen Abwässern erst hinter etwaigen Regenauslässen statthaft. Eine solche gemeinsame Reinigung muß über eine bloße mechanische Behandlung in Absetzbecken hinausgehen. Für die Schlammbehandlung werden geheizte Faulräume besonders empfohlen.

Literatur

[1] Ges.-Ing. **74,** 238 (1953).
[2] HEICKEN, K.: Über die Desinfektion infektiöser Abwässer, Zbl. Bakter. Orig. **165,** 156 (1956).
[3] POSCH, J., F. J. POTHMANN, W. HENNESSEN: Thermische Abwasserdesinfektion. Das Krankenhaus (1956), 3.

[4] SCHULZ, W.: Sterilisation — Desinfektion — Keimverminderung. Krankenhaus-Umschau (1958), Nr. 9.
[5] v. OSTERTAG, R., E. MOEGLE, S. BRAUN: Die Tierkörperbeseitigung, 2. Aufl. Berlin-Hamburg 1958, S. 191.
[6] MEINCK, F., H. STOOF, H. KOHLSCHÜTTER: Industrie-Abwässer, 3. Aufl. Stuttgart 1960, S. 471.

6. Landwirtschaftliche Abwasserverwendung

Von H. H. ANTZE

Im Bundesgebiet sind über 125 Anlagen vorhanden, bei denen häusliche und z. T. auch industrielle Abwässer zur Bewässerung von zusammen rd. 19 000 ha landwirtschaftlicher Nutzflächen verwandt werden. Hiervon entfallen etwa 4000 ha auf die Rieselfelder alter Art, bei denen das Abwasser durch Flächenüberstauung oder Rieselung über die Bewässerungsflächen verteilt wird. Die restlichen 15 000 ha werden mit den modernen Verfahren der weiträumigen Abwasserverteilung durch Beregnungsgeräte bewässert [1]. Gegenüber der Behandlung von Abwässern in Kläranlagen mit anschließender Einleitung in die Gewässer wird bei der Abwasserbeseitigung durch Bewässerung von Landflächen das Abwasser nicht nur gereinigt, sondern dessen Feuchtigkeits- und Dungwert wird zur Sicherung und Steigerung der landwirtschaftlichen Erzeugung ausgenutzt. Außerdem begünstigt die landwirtschaftliche Abwasserverwendung neben der wirksameren Reinhaltung der Gewässer durch Verzögerung des Wasserabflusses und Grundwasseranreicherung den Wasserkreislauf.

Infolgedessen berührt die landwirtschaftliche Abwasserverwendung die Interessen der öffentlichen Gesundheitspflege und der Abwasser-Erzeuger, ferner der Landwirtschaft und der Wasserwirtschaft. Deshalb sind die dafür maßgebenden Rechts-, Verwaltungs- und sonstigen Normen und allgemein anerkannten Regeln auf verschiedene Rechts- und Wirtschaftsgebiete verstreut.

Gesetzliche Normen

Neben den allgemeinen gesetzlichen Bestimmungen über die Gefahrenabwehr sind für das *Gesundheitswesen* zu nennen § 35 des *Reichsgesetzes betr. die Bekämpfung gemeingefährlicher Krankheiten* vom 30. Juni 1900 (Reichsgesetzbl. S. 306) und das *Gesetz über die Vereinheitlichung des Gesundheitswesens* vom 3. Juli 1934 (Reichsgesetzbl. I S. 531) mit den zugehörigen Durchführungsverordnungen, in denen die Überwachung derartiger Anlagen durch staatliche Beamte geregelt ist.

Hierzu hatte der frühere Reichsminister für Ernährung und Landwirtschaft im Einvernehmen mit dem früheren Reichsminister des Innern durch Runderlaß vom 20. 12. 1938 (MBliV. 1939, S. 257) speziell für die auf der *Wasserverbandverordnung* von 1937 (Reichsgesetzbl. I S. 933) beruhenden Abwasser-Verwertungsverbände die Mitwirkung der Gesundheitsämter bei der Beaufsichtigung vorgeschrieben [2].

Für die *Wasserwirtschaft* wesentlich ist das am 1. 3. 1960 in Kraft getretene *Wasserhaushaltsgesetz* vom 27. Juli 1957 (Bundesgesetzbl. I S. 1110) [3] mit den dazugehörigen Ausfüllungsgesetzen der Länder. Es enthält — auch im Interesse der öffentlichen Gesundheitspflege — gegenüber den bisherigen Bestimmungen sehr viel schärfere Vorschriften zur Reinhaltung der Gewässer und des Grundwassers, die von den Abwasser-Erzeugern und dementsprechend auch von den Überwachungsbehörden beachtet werden müssen (vgl. S. 000).

Das erhebliche Interesse der *Landwirtschaft* an dieser Art der Abwasserbeseitigung zeigt sich darin, daß diese im Rahmen des Grünen Plans aus Haushaltsmitteln des Bundes und der Länder unterstützt und gefördert wird. So wird z. B. die Anlage zur Verwertung der Braunschweiger Abwässer mit Hilfe von namhaften Zuschüssen des Bundes und des Landes Niedersachsen [4] erweitert.

Die landwirtschaftliche Abwasserverwendung wird von der Landwirtschaft und dem landwirtschaftlichen Wasserbau in gleicher Weise wie z. B. das Entwässern, Dränieren und Eindeichen von Nutzflächen, das Regulieren der Flüsse, die Moorkultivierung oder die Bewässerung mit Reinwasser usw. als eine wichtige kulturtechnische Meliorations-Maßnahme angesehen [5]. Die Landwirtschaft und die diese unterstützenden behördlichen Stellen sind deshalb daran interessiert, daß die Anwendung dieses Verfahrens nicht durch Auflagen zur Abwehr gesundheitlicher Gefahren über Gebühr erschwert oder unmöglich gemacht wird. Im Interesse der Landwirtschaft lag daher auch der zugleich im Namen des Reichs- und Preußischen Ministers des Innern herausgegebene Runderlaß des früheren Reichs- und Preußischen Ministers für Ernährung und Landwirtschaft vom 5. 2. 1935 (Pr.MBlfL. S. 463). Mit ihm wurde angeordnet, daß die zuständigen Behörden die Errichtung oder wesentliche Änderung einer städtischen Kläranlage und das Einleiten von städtischem Abwasser in Gewässer nur dann zulassen, wenn vorher geprüft wurde, daß die landwirtschaftliche Verwertung des Abwassers nicht angebracht ist.

Bei der Überwachung derartiger Anlagen durch den öffentlichen Gesundheitsdienst ist zu beachten, daß ganz allgemein aus dem Bereich einer Anlage zur Abwasserbehandlung, d. h. also auch zur landwirtschaftlichen Abwasserverwendung, nur gesundheitlich unbedenkliche Stoffe in fester oder flüssiger Form abgegeben werden dürfen. Bei häuslichen, städtischen und gewissen industriellen Abwässern ist wegen ihres Gehalts an menschlichen und tierischen Ausscheidungen stets mit dem Vorkommen von Krankheitserregern zu rechnen. Sie sind überdies ekelerregend. Deshalb müssen sie vor ihrer Rückgabe in den natürlichen Wasserkreislauf, sei es oberirdisch oder unterirdisch, mindestens soweit gereinigt werden, daß gesundheitliche Gefahren und allgemeinhygienische Mißstände vermieden werden [6]. Das gilt bei den üblichen Kläranlagen auch für die Abwasserrückstände, wie Klärschlamm und Rechengut, für die Anlagen zur landwirtschaftlichen Abwasserverwendung, aber auch für die zum menschlichen und tierischen Genuß bestimmten landwirtschaftlichen Erzeugnisse, die von den mit Abwasser bewässerten Flächen stammen. Damit werden auch Fragen des *Lebensmittelrechts* berührt, insbesondere der § 3 des *Gesetzes zur Änderung des Lebensmittelgesetzes* i. d. F. d. Bekanntm. vom 17. Januar 1936 u. d. VO vom 14. August 1943 vom 21. Dezember 1958 (Bundesgesetzbl. I S. 950) (LMG).

Die landwirtschaftliche Abwasserverwendung hat einen erheblichen Flächenbedarf, der bei der *Landesplanung* ggf. zu berücksichtigen ist. Gesetzliche Grundlage hierfür ist das *Bundesbaugesetz* vom 23. 6. 1960 (Bundesgesetzbl. I S. 341), nach dem in den Flächennutzungsplänen (§ 5) sowie den Bebauungsplänen (§ 9), soweit erforderlich, auch die Flächen für die Verwertung oder Beseitigung von Abwasser darzustellen bzw. festzusetzen sind.

Ausführungsbestimmungen für die Verwaltungspraxis

Zu diesen gesetzlichen Normen sind erst sehr spät Ausführungsbestimmungen für die Verwaltungspraxis der Behörden, insbesondere der Dienststellen des Gesundheitswesens, erlassen worden, obgleich die landwirtschaftliche Abwasserverwendung in ihrer ältesten Form, den Rieselfeldern, bereits seit über 80 Jahren in Gebrauch ist. (Das älteste Berliner Rieselfeld Osdorf wurde 1876 in Betrieb genommen [7].) Grundlegende Verwaltungs-Norm ist der *Runderlaß des RMdI* vom 14. 8. 1942 (MBliV. S. 1685). Danach sind für neu zu errichtende derartige Anlagen die unter Mitwirkung der (damaligen) Preußischen Landesanstalt für Wasser-, Boden- und Lufthygiene (jetzt Bundesgesundheitsamt, Institut für Wasser-, Boden- und Lufthygiene) aufgestellten „*Richtlinien für die Landwirtschaftliche Verwertung städtischer Abwässer*" zu beachten.

Nach diesen Richtlinien ist das Abwasser vor dem Aufbringen auf die Landflächen stets einer mechanischen Vorbehandlung durch Absetzbecken mit ausreichend bemessener Klärdauer zu unterziehen. Hierdurch wird eine möglichst weitgehende Abscheidung der mit Bakterien durchsetzten Schwebestoffe angestrebt, ferner die Möglichkeit eingeengt, daß infektiöse Keime und insbesondere auch die gegen äußere Umwelteinflüsse sehr widerstandsfähigen Askarideneier auf die bewässerten Flächen und die angebauten pflanzlichen Erzeugnisse gelangen, sowie verhindert, daß sie sich dort anreichern; außerdem werden dadurch Stoffe, die die Krankheitserreger gegen Umwelteinflüsse schützen, aus dem Abwasser beseitigt. Ferner wird die Bewässerung von bestellten Gemüseanbauflächen mit Abwasser untersagt. Flächen, die dem Gemüseanbau dienen sollen, dürfen nur in der vegetationslosen Zeit mit Abwasser bewässert werden; die Beregnung von Obst- und Gemüsegärten oder -kulturen ist verboten. Für die Bewässerung der übrigen Feldfrüchte und von Grünland sind bestimmte Verbotszeiten vor der Ernte festgelegt worden. Schließlich sind Schutzmaßnahmen gegen versprühtes Abwasser vorzusehen. Milzbrandverdächtige Abwässer und derartiger Schlamm dürfen nicht verwertet werden. Bei Verwertungsanlagen in der Nähe von Wassergewinnungseinrichtungen ist die Schutzgebietsfrage zu beachten.

Im Jahre 1951 hat ferner *Bayern* für die landwirtschaftliche Abwasserverwertung vorläufige Richtlinien [*8*] herausgegeben, die die Bestimmungen des Erlasses von 1942 noch in einigen Punkten ergänzen, und, soweit bekannt, noch in Kraft sind.

Die Stadt Berlin gab für ihre Rieselfelder 1947 und 1951 unter Berücksichtigung des Erlasses von 1942 besondere, nicht veröffentlichte Richtlinien heraus.

DIN-Normen

Da der Runderlaß von 1942 infolge der Kriegs- und Nachkriegsverhältnisse nicht recht wirksam wurde, haben sich die beteiligten Fachkreise, insbesondere das Kuratorium für Kulturbauwesen, mit diesen Fragen auseinandergesetzt. Das Ergebnis ist das Normblatt **DIN 19650** *(Bewässerung und Verwendung von Abwasser-Rückständen — Hygienische Richtlinien)* vom November 1956, in dem für die Bewässerung von Landflächen mit Abwasser und für die Verwendung der Abwasserrückstände als Dünger die Schutzmaßnahmen zusammengestellt sind, mittels derer hygienische Mißstände soweit wie möglich verhindert werden sollen.

Das Normblatt geht zunächst auf den Zweck der Bewässerung und die hierfür gebräuchlichen technischen Verfahren der Wasserverteilung ein. Das Bewässerungswasser kann stammen von Wasserversorgungsanlagen für Trinkwasser oder Betriebswasser, aus dem Grundwasser und aus Oberflächenwasser fließender oder stehender Gewässer. Als hier besonders interessierende Gruppe werden häusliche, gewerbliche und industrielle Abwässer angeführt. Dieses Normblatt gilt nicht für die übliche Düngung mit unverdünnter Jauche oder Stallmist.

Beim Bewässerungswasser wird ferner zwischen hygienisch unbedenklichem und hygienisch nicht einwandfreiem Wasser unterschieden. Die Bewässerung von Kulturpflanzen mit hygienisch unbedenklichem Wasser, d. i. Wasser, das keine Mensch, Tier oder Pflanzen schädigenden Krankheitserreger und keine Stoffe in schädigender Konzentration enthält, ist zu jeder Zeit zugelassen. In der Regel handelt es sich dabei um Wasser aus Trinkwasserversorgungsanlagen sowie Grundwässer; auch Oberflächenwässer von natürlichem Reinheitsgrad können hygienisch unbedenklich sein. Bei verunreinigten Oberflächenwässern ist nach DIN 19 650 die Eignung durch die zuständigen Stellen zu prüfen. Dasselbe gilt für gewerbliche und industrielle Abwässer, von denen manche für die Bewässerung als unbedenklich angesehen werden können.

Hygienisch nicht einwandfreie Abwässer sind solche, die Ausscheidungen von Mensch oder Tier enthalten, weil sie die Gefahr einer Verbreitung virulenter Krankheitserreger und von Wurmeiern mit sich bringen. Bei deren Verwendung zur Bewässerung sind Vorsichtsmaßnahmen zu beachten. Wassergewinnungsanlagen für Trink-, Tränk- und Badewässer dürfen nicht gefährdet werden; der mittelbare oder unmittelbare Anschluß von Leitungen für hygienisch nicht einwandfreie Wässer an solche Einrichtungen ist nicht zulässig.

Wie in dem RdErl. d. RMdI von 1942 werden in DIN 19 650 *drei Hauptschutzmaßnahmen* gefordert:

1. Die mechanische Vorklärung in Absetzbecken, die auch in Sammelbecken geeigneter Größe und Bauform durchgeführt werden kann. Bestehende Anlagen ohne mechanische Vorklärung sind hygienisch besonders zu überwachen. Ausnahmen bedürfen einer besonderen behördlichen Genehmigung.

2. Für die Bewässerung der Feldfrüchte sind bestimmte *Verbotszeiten* festgelegt, z. B. für Futter- und Zuckerrüben, Industriekartoffeln, Ölfrüchte und Faserpflanzen bis 4 Wochen vor der Ernte, für Speisekartoffeln und Getreide bis in die Blüte und für Grünland und Grünfutterpflanzen bis höchstens 14 Tage vor dem Schnitt oder der Beweidung. In allen diesen Fällen ist der Anbau von Rohkostgemüse als Nachfrucht nicht statthaft. Für die Bewässerung von bestellten Gemüseanbauflächen und Erdbeerkulturen sollen nur hygienisch einwandfreie Wässer benutzt werden; Ausnahmen für Kochgemüse bedürfen der ausdrücklichen Genehmigung der zuständigen Stellen.

3. Bei einer Bewässerung durch Beregnung sind bestimmte *Sicherungsmaßnahmen gegen Versprühen von Abwasser* vorzusehen, um Siedlungen, Verkehrswege, Bahn- und Wasserversorgungsanlagen sowie beweidete Grünflächen, Obst-, Wein- und Gemüsegärten nicht zu gefährden. Bestimmte Regnertypen, geeigneter Wasserdruck an den Regnern, Baum- und Heckenpflanzungen sowie Schutzstreifen können diesen Anforderungen Rechnung tragen.

Im übrigen wird auf die Notwendigkeit der Aufstellung genauer Anbau- und Bewässerungspläne und der laufenden zuverlässigen Überwachung solcher Anlagen durch die zuständigen Stellen hingewiesen. Falls das Abwasser ganzjährig abgenommen werden soll, sind ausreichende *Entlastungsanlagen* vorzusehen, mit denen das Abwasser in Zeiten, in denen bewässerungsfähige Flächen nicht zur Verfügung stehen, auf andere Weise beseitigt werden kann.

Bei der Verteilung von Abwasser durch Untergrundbewässerung (vgl. **DIN 4261** S. 37 f.) darf das Grundwasser nicht gefährdet werden (siehe auch § 34 WHG).

Abwässer von einzeln entwässerten Gemeinschaftslagern sind wegen der stärkeren Auswirkung etwaiger Dauerausscheider und Askaridenträger bedenklich. Die infektiösen Abwässer einzeln liegender Anstalten sind von einer landwirtschaftlichen Bewässerung auszuschließen (vgl. **DIN 19520**, S. 45).

Bei der Klärung von Abwässern fallen Abwasserrückstände in Form von Frischschlamm, ausgefaultem oder kompostiertem Schlamm sowie Rechengut an, von denen die schlammigen Stoffe in der Landwirtschaft zur Verbesserung des Bodengefüges und zur Anreicherung von Nährstoffen genutzt werden. Auch hierbei sind die gesundheitlichen Erfordernisse zu beachten. Im Normblatt sind daher entsprechende Einschränkungen vorgesehen, die von der Art der Vorbehandlung dieser Stoffe abhängig sind. So kann Abwasserschlamm, der bei Temperaturen über 100° C getrocknet und in eine streufähige Form übergeführt ist, unbedenklich zur Düngung verwendet werden. Bei unbehandeltem Schlamm von gewerblichen Abwässern ist wie bei diesen seine hygienische Unbedenklichkeit von Fall zu Fall durch die zuständigen Stellen zu prüfen (z. B. auch hinsichtlich der Milzbranderreger).

Ausgefaulter Abwasserschlamm ist zur Düngung von Ackerland, von Bäumen, Strauchwerk und Blumen in den Boden einzuarbeiten; auf Grünland darf er nur bis spätestens 4 Wochen vor dem Schnitt oder der Beweidung in dünner Schicht aufgebracht werden. Bei Gemüsekulturen muß er im Herbst aufgebracht und vor der Bestellung eingearbeitet sein. Nicht ausgefaulter Abwasserschlamm, z. B. von Kleinkläranlagen, ferner das Rechengut, muß vor der Verwendung als Dünger entsprechend weiterbehandelt werden; dabei ist nicht zerkleinertes Rechengut möglichst nach Vermischung mit Schlamm zu kompostieren oder zu verbrennen.

DIN 19650 läßt den örtlichen Stellen einen gewissen Ermessensspielraum und bedarf daher zur ausreichenden Wahrung der gesundheitlichen Belange in gewissen Punkten noch einer näheren Interpretierung. Besonders notwendig erscheint dies hinsichtlich der mechanischen Vorklärung in Absetzbecken bzw. Sammel- oder Speicherbecken, die nach dem RdErl. von 1942 eine „ausreichende" Klärdauer gewährleisten müssen. Für städtische und häusliche Abwässer ist im allgemeinen im Ablauf der mechanischen Vorklärung ein Restgehalt an absetzbaren Stoffen von nicht mehr als etwa 0,5 ml/l[1] anzustreben; dazu ist eine etwa $1^1/_2$ — 2-stündige Klärung bei Trockenwetterabfluß erforderlich, wie sie auch die Bayerischen Richtlinien von 1951 vorschreiben. Bei gewerblichen und industriellen Abwässern ohne Beimischung von häuslichen Abwässern ist von Fall zu Fall zu prüfen, wie weit sie vorzuklären sind.

---

[1] zu messen an Ort und Stelle unmittelbar nach der Probenahme in graduierten Absetzgläsern (vgl. Imhoff, Taschenbuch der Stadtentwässerung, 18. Aufl. 1960, S. 82), Ablesung nach 2 Stunden.

Zu prüfen bleibt, ob im Hinblick auf neuere Forschungsergebnisse die Schutzfrist von mindestens 14 Tagen für Grünland und Grünfutterpflanzen (nach dem RdErl. von 1942 nur mindestens eine Woche) noch als ausreichend angesehen werden kann, und wieweit die Bestimmungen über die Milchgewinnung berührt werden.

Das Argument der landwirtschaftlichen Verfechter der Abwasserverwertung, daß bisher solche Anlagen nur bei groben Verstößen gegen die Trink- und Abwasserhygiene Anlaß zu gesundheitlichen Schäden gegeben haben, konnte allerdings durch die über 80jährigen Erfahrungen mit Rieselfeldern und neueren Beregnungsanlagen noch nicht widerlegt werden, obwohl die bestehenden Anlagen nicht einmal immer die Forderungen der neueren Richtlinien erfüllen. Trotzdem sollte die Bewässerung von Gemüsepflanzen usw. mit gesundheitsschädlichen Abwässern sofort unterbunden werden [9]. Die Rechtsgrundlage hierfür soll eine Rechtsverordnung zum Lebensmittelgesetz schaffen.

Literatur

[1] SCHONNOPP, G. und A. SCHALLER: Die Praxis der landwirtschaftlichen Abwasserverwertung, H. 56 der Berichte über Landtechnik, herausgeg. vom Kuratorium für Technik in der Landwirtschaft, Frankfurt/Main 1959.

[2] Vgl. auch BILLIB, H.: Schauordnung für Anlagen zur Bewässerung mit Abwasser. Wasser und Boden **4**, H. 8 (1952).

[3] NAUMANN, E.: Das Gesetz zur Ordnung des Wasserhaushaltes (Wasserhaushaltsgesetz), Bundesgesundheitsbl. **2**, 269 (1959).

[4] SCHÄRF, E.: Die landwirtschaftliche Verwertung städtischer Abwässer in Braunschweig, Vortragsheft der Jahresversammlung 1959, Westdeutscher Wasserwirtschaftsverband E. V., Essen.

[5] MEINCK F. und H. ANTZE: Beitrag zur Frage der landwirtschaftlichen Abwasserverwertung unter besonderer Berücksichtigung ihrer hygienischen Seite. Wasser u. Boden **1952**, 12.

[6] ANTZE, H.: Die Abwasserbeseitigung als hygienische Aufgabe der Kommunalwirtschaft. Kommunalwirtschaft **1954**, 333.

[7] HAHN und LANGBEIN: Fünfzig Jahre Berliner Stadtentwässerung, Berlin 1928.

[8] Bekanntmachung des Bayerischen Staatsministeriums des Innern vom 13. 8. 1951 — Nr. IV E — 9421 c 86 —; Min.-Amtsbl. **1951**, 492.

[9] HARMSEN, H.: Münch. med. Wschr. **95**, 1301 (1953).

[10] ANTZE, H. H.: Zur hygienischen Bedeutung des neuen Wasserrechts des Bundes und der Länder. Bundesgesundheitsbl. **3**, 405 (1960).

III. Bau- und Wohnungshygiene

Von F. Roedler

1. Schallschutz — Wärmeschutz — Luftwechsel in Aufenthaltsräumen

Für menschenwürdige Aufenthaltsräume, also für Arbeitsstätten ebenso wie für Wohnräume, sind neben angemessener Größe und Belichtung vorbeugende bauseitige Maßnahmen nötig zum Schutz gegen

Lärmbelästigung,

starke Auskühlung infolge unzureichender Wärmedämmung der Wände und Zugbelästigung infolge undichter Fenster und Türen,

eine erhebliche Verschlechterung der Raumluft durch Geruch- oder Schadstoffe.

Das Ziel der entsprechenden Normblätter sind demgemäß

bauseitiger Schallschutz,

bauseitiger Wärmeschutz und

Lüftungsmöglichkeiten, letztere je nach Aufgabenstellung abgestuft von der einfachsten Fensterlüftung bis zur Komfortklimaanlage.

Vorbemerkungen zum Schallschutz

Mit zunehmender Technisierung ist die akustische Freiheit der Persönlichkeit in wachsendem Maße gefährdet. Lärm ist i. a. gekennzeichnet durch eine *unverträgliche Mischung verschieden hoher Töne* bzw. durch eine übermäßige, u. U. gesundheitsschädliche *Schallstärke*. Um solchen Lärm durch Richtlinien oder gar durch Gesetze in Schranken halten zu können, sind zunächst erforderlich

eindeutige Lautstärkemaßstäbe,

einwandfreie Meßverfahren und

einheitliche, sehr gut durchdachte Lärm-Bewertungsverfahren.

Lautstärkeeinheit im Sinne der Norm ist das mit einem Lautstärkemesser nach **DIN 5045** *(Meßgeräte für DIN-Lautstärken)* ermittelte *DIN-phon*. Gemessen wird der Schalldruck, den die von der Schallquelle ausgehenden Schallwellen auf das Trommelfell ausüben. Je nach der Tonhöhe, die von der Schwingungszahl je Sekunde (Hertz) abhängt, wird jedoch ein Geräusch trotz gleichen Schalldruckes verschieden laut empfunden. Das *DIN-Lautstärkemeßgerät* ist so aufgebaut, daß es mit Hilfe elektrischer Dämpfungsglieder für die verschiedenen Oktaven entsprechend korrigierte Lautstärkewerte anzeigt. Es übersetzt also sofort den gemessenen Schalldruck in die subjektiv empfundene Lautstärke.

Der Empfindungsbereich des Ohres liegt zwischen 0 phon (Hörschwelle) und etwa 130 phon (Schmerzschwelle). Die Lautstärkeskala kann durch folgende Beispiele (in rohen Maßen) sinnfällig gemacht werden:

0 bis 10 phon: Beginn der Hörempfindung

20 phon: Leises Blätterrauschen, selten unterschrittener Pegel

30 phon: Untere Grenze üblicher Wohngeräusche

40 phon: Mittlere Wohngeräusche, leise Unterhaltungssprache, ruhige Wohnstraße

50 phon: Übliche Unterhaltungssprache, Rundfunkmusik von Zimmerlautstärke in geschlossenen Räumen

60 phon: Lärm eines lärmschwachen Staubsaugers, üblicher Straßenlärm in Geschäftsstraßen

70 phon: Einzelne Schreibmaschinen und Fernsprecherklingel in 1 m Abstand

80 phon: Sehr verkehrsreiche Straße, Schreibmaschinenraum

90 phon: Lauter Fabriksaal, Höchstwert für Motorrad in 7 m Abstand

100 phon: Boschhorn in 7 m Entfernung, Motorrad ohne Schalldämpfer

110
bis 130 phon: Stark lärmender Betrieb (Kesselschmiede usw.)

Einen Lautstärkeunterschied von 1 phon bei gleichbleibender Schwingungszahl kann das gesunde Ohr gerade noch wahrnehmen. Wichtig für die Lautstärkebewertung in der Praxis ist die Feststellung, daß eine gemessene *Lautstärkesteigerung um 8 bis 10 phon* jeweils einer *Verdoppelung* der subjektiv *empfundenen Lautheit* entspricht.

Als Maß für die *Schalldämmung* gilt die Schalldämmzahl $D = 10 \log \dfrac{J_1}{J_2}$ in Dezibel (dB)[1], wobei J_1 die auf der einen Seite (z. B. der Wohnungstrenndecke in Abb. 9) auftreffende und J_2 die auf der anderen Seite noch ausgehende Schallstärke ist. Im Schwingungsbereich von 600 bis 6000 Hertz (Hz) kann ein Schallstärke*unterschied* in dB gleich einem Lautstärke*unterschied* in phon gesetzt werden. — Im Gegensatz zur Schall*dämmung* ist die Schall*dämpfung* die Abnahme der Schallstärke je Meter Entfernung in dB/m.

DIN 4109: *Schallschutz im Hochbau.* (1. Ausgabe April 1944; Entwurf der 2., umgearbeiteten, erweiterten Ausgabe: Teile I und II Januar 1959, Teil III Oktober 1959.)

Der neue Entwurf legt die eben erläuterten und eine Reihe weiterer physikalischer Grundbegriffe fest und gibt ausführliche Hinweise für Schallschutz durch richtige *Gebäudeplanung* und richtige Ausbildung und Verlegung der *Bauteile.* Lärmerzeugende *haustechnische Anlagen* (Wasser- und Abwasserrohre, Gas-Steigeleitungen, Müllschlucker, Fahrstuhlschächte) „sollen nie an Wänden wohnruhiger Räume (z. B. Wohn- und Schlafzimmer) angeordnet werden". Küchen und Baderäume sowie Aborte sollen nicht neben, unter oder über Schlafräumen der Nachbarwohnungen liegen.

Um zu veranschaulichen, wie Geräusche in Form von Luftschall und Trittschall durch eine Decke übertragen werden, ist in Abb. 8 eine Schemaskizze aus DIN 4109 wiedergegeben. Die Pfeile zeigen, auf welchen Wegen (und Nebenwe-

---

[1] Dezi-Bel $= {}^1/_{10}$ Bel; nach dem Erfinder des elektromagnetischen Telefons, Graham Bell, genannt.

gen!) der Luftschall (a, b, c) und der Trittschall (d, e, f) von einem Raum durch Decken verschiedener Bauausführungen in den darunterliegenden Raum dringen. Für die Prüfung der Luftschalldämmung und der Trittschallstärke am Bauwerk und im Laboratorium sind genormte, in Abb. 8 angedeutete Schallquellen und Hammerwerke festgelegt (**DIN 52210**), so daß die Ergebnisse reproduziert und verglichen werden können.

In DIN 4109 sind besondere *Ausführungsregeln* für einzelne Bauteile (Fenster, Türen, Decken) sowie Maßnahmen zur Minderung von Geräuschen an Armaturen (Zapfventile, Druckspüler, Brausen) und an Leitungen eingehend beschrieben. Auf die Ursachen der Armaturengeräusche (plötzliche Druckänderungen, Hohlsog- und Wirbelbildungen), der Leitungsgeräusche (Wirbelstraßen), der Füllgeräusche bei Badewannen, Geschirrspülbecken sowie der gurgelnden Entleerungsgeräusche wird eingegangen. Zahlreiche Ausführungsbeispiele erleichtern die Anwendung der Regeln in der Praxis.

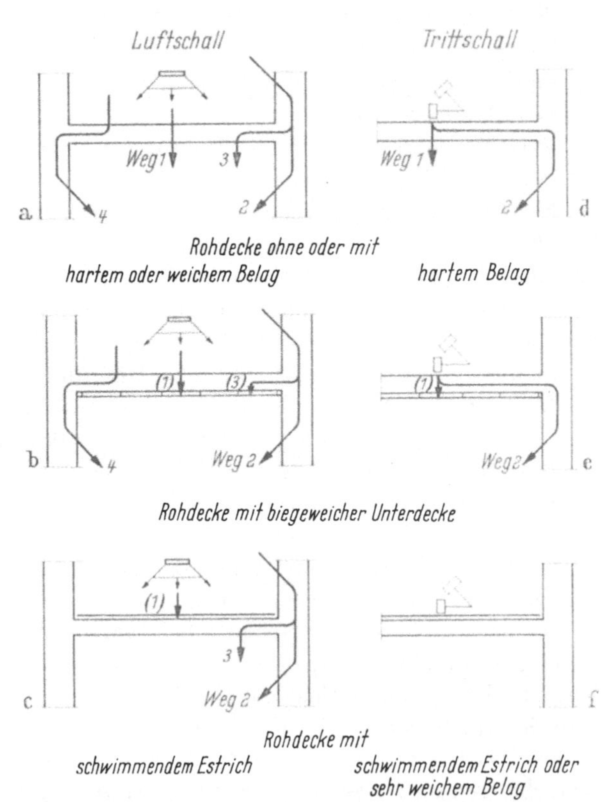

Abb. 8. Wege der Schallübertragung bei verschiedenen Wohnungstrenndecken durch Luft- und Trittschall

Das Normblatt ist in wohldurchdachter Form so gegliedert, daß die obersten Bauaufsichtsbehörden der Länder auf den Teil I „Begriffe und Erläuterungen" hinweisen und Teil II „Anforderungen und Ausführungsbeispiele" sowie Teil III „Schwimmende Estriche auf Massivdecken, Richtlinien für die Ausführung" als Richtlinien einführen können. Die bisher gültige Ausgabe des Normblattes war Einheitliche Technische Baubestimmung (ETB) und damit für den Bauherrn verbindlich.

DIN 4109 hat sich besonders im sozialen Wohnungsbau erfolgreich ausgewirkt, nachdem öffentliche Bauzuschüsse von der Einhaltung dieser Norm abhängig gemacht und gewährte Zuschüsse nachträglich zurückgefordert wurden, wenn sich auf Grund der DIN-Meßverfahren am fertigen Bau ergab, daß die Mindestvorschriften der DIN 4109 nicht erfüllt worden waren. —

VDI-Richtlinie 2058: *Beurteilung und Abwehr von Arbeitslärm.* Der VDI hat im Juli 1959 eine Richtlinie entworfen, die wie manche andere VDI-Richtlinie

als Vorstadium eines Normblattes anzusehen ist. Es werden *Höchst-phonwerte*
angegeben:

für den Lärm am Arbeitsplatz	DIN-phon	
bei Arbeiten mit hoher geistiger Konzentration	50	
bei Büroarbeiten und vergleichbarer Tätigkeit	70	
bei sonstigen Arbeiten	90	
Lärmeinwirkung auf die Nachbarschaft	tagsüber	nachts
in Industriegebieten	65	50
in Gebieten, die vorwiegend Wohnzwecken dienen	60	45
in reinen Wohngebieten	50	35

Erinnert sei vergleichsweise an die in Aussicht genommene Änderung der Berliner Krankenhausbauvorschrift, nach der die Einrichtung und der Betrieb von Krankenanstalten auf Gegenden beschränkt werden soll, in denen der Grundpegel am
Tage höchstens 40 DIN-phon und nachts höchstens 35 DIN-phon beträgt (vgl.
S. 58).

In den „Erläuterungen" zur VDI-Richtlinie 2058 ist versucht worden, die
Lautstärken auf der Basis des DIN-phons in drei Lästigkeitsstufen zu unterteilen.

1. Geräusche, die „nur psychische" (!) Reaktionen auslösen,
2. Geräusche, die psychische und physische Reaktionen auslösen und
3. Geräusche, die bei jahrelanger Einwirkung über mehrere Stunden am Tag
   den Gehörssinn schädigen.

Solche Wertungsstufen können ebenso wie die o. a. DIN-phon-Höchstzahlen
nur Orientierungsmarken im Kampf gegen den Lärm sein.

Da Lärm nicht den Fortschritt der Technik, sondern in vielen Fällen ihre Rück-
ständigkeit und ihre skrupellose Anwendung kennzeichnet, verdienen alle *wohlüber-*
legten Richtlinien und einschlägigen Verordnungen grundsätzliche Beachtung. Es
kann hier nicht auf deutsche und ausländische „Anti-Lärmverordnungen" eingegangen werden, zumal genügend Literatur vorliegt[1]. Im Hinblick auf Normungs-
bestrebungen darf aber daran erinnert werden, daß der Zusammenhang zwischen
objektiv registrierter phon-Zahl und subjektiver Empfindung bzw. Schädigung
recht vielschichtig und verwickelt ist; er läßt sich nicht eindeutig-exakt auf mathe-
matisch-physikalischer Grundlage in Diagrammen darstellen. Zur allseitig gut
ausgewogenen Beurteilung einer Lärmsituation ist auch große Erfahrung in der
Handhabung der Meßgeräte, in der Deutung der Registrierstreifen, nicht zuletzt
aber auch in der Erkennung des menschlichen Milieus und darauf abgestellter Be-
ratungsweise erforderlich. Andererseits gilt aber auch noch immer der einfache
Grundsatz, daß jeder Lärm, der mit wirtschaftlich vertretbaren Mitteln unterbunden werden kann (und am besten gar nicht erst zustande kommen sollte!), be-
kämpft werden muß. Vor allem ist die Nachtruhe zu sichern.

Vorbemerkungen zum Wärme- und Feuchtigkeitsschutz

Innerhalb eines Raumes gibt der menschliche Körper zwangsläufig auf dem
Wege der Strahlung an alle Raumumschließungsflächen, deren Temperaturen

---

[1] Verwiesen sei u. a. auf Bd. 2 der Schriftenreihe des Deutschen Arbeitsringes für Lärmbe-
kämpfung: LASSALLY, O.: Deutsches Lärmbekämpfungsrecht, Gildeverlag, Alfeld, 1955. Es enthält zahlreiche bundes- und landesrechtliche Vorschriften und wichtige Auszüge aus der Recht-
sprechung.

unter der Körper- bzw. Kleideroberflächentemperatur liegen (z. B. Fenster, Außenwand) Wärme ab. An den Fußboden kann durch unmittelbare Berührung des Fußes eine fühlbar große Wärmemenge verlorengehen, insbesondere beim unbekleideten Fuß im feuchten Baderaum. Um für die thermische Wechselbeziehung zwischen Mensch und Raum günstige Bedingungen zu erhalten, sollen auch bei niedrigen Außentemperaturen die Oberflächentemperaturen auf der Innenseite (Raumseite) der Wände, Fenster und Decken möglichst wenig sinken. Bei einer als „normal" geltenden Raumlufttemperatur von 20° C sollen die Oberflächentemperaturen nur um wenige Grade darunter liegen. Das läßt sich aber unter Berücksichtigung eines wirtschaftlichen Heizbetriebes nur erreichen, wenn die genannten Bauteile in ihrer stofflichen Zusammensetzung und konstruktiven Zusammenfügung einen möglichst *geringen Wärmedurchgang* (von innen nach außen) besitzen. Räume, deren Umschließungsflächen einen hohen Wärmedurchgang haben, können trotz starken Heizens nicht auf ein behagliches Temperaturmilieu gebracht werden, weil die Umschließungs*flächen* selbst bei hoher Raum*luft*temperatur und ununterbrochener Heizung zu kühl bleiben.

Umgekehrt lassen Decken und Dächer mit großem Wärmedurchgang im Hochsommer bei Sonneneinstrahlung zuviel Hitze von außen her in die (Dach-)Räume eindringen, so daß auch in dieser Jahreszeit unbehagliche, mitunter unerträgliche und gesundheitsschädliche Aufenthaltsverhältnisse eintreten.

Hinzu kommt bei Fenstern und Außenwänden mit hohem Wärmedurchgang, daß sich im Winter an den (zu) kalten Innenseiten Wasserdampf aus der angrenzenden warmen Raumluft in Form von Schwitzwasser (Tauwasser) niederschlägt, herunterläuft oder poröse Baustoffe zunehmend durchfeuchtet. Das Raumklima wird dann als „feuchtklamm" empfunden. Außerdem treten weitere Belästigungen durch muffigen Geruch, Schimmelbildung u. ä. m. auf. Zu dieser Durchfeuchtung von innen nach außen kommt in Kellerräumen mit unzureichender Isolierung gegen eindringende Erdbodenfeuchtigkeit noch eine Durchfeuchtung der Außenwand von außen nach innen. Die nachteiligen Auswirkungen auf den Raum sind von gleicher Art wie bei der Schwitzwasserbildung, die Ursachen und entsprechend auch die erforderlichen Schutzmaßnahmen dagegen andere.

Ein guter bauseitiger Wärmeschutz ist also unabdingbare Voraussetzung für Räume, die trocken, im Sommer kühl und im Winter behaglich warm sein sollen, wobei die thermische Behaglichkeit durch örtlich und zeitlich gleichmäßige Luft- und Umschließungsflächentemperaturen zu charakterisieren ist. Darüber hinaus ermöglichen wärmedichte Bauweisen erhebliche Brennstoffersparnisse, die sogar volkswirtschaftliche Bedeutung haben.

Bei Fußböden in Baderäumen ist zwar in der Regel kein erheblicher Temperaturunterschied beiderseits des Bodens vorhanden, da die übereinanderliegenden Räume etwa gleichwarm sind. Trotzdem empfindet die nackte Fußsohle den Boden als kalt, weil sie i. a. eine höhere Temperatur hat als der Fußboden und infolgedessen Wärme in den Fußboden übergeleitet wird. Bei nassen Flächen ist die Kälteempfindung besonders unangenehm. Wieviel Wärme der Fußsohle entzogen wird, hängt von der Art des Fußbodens bzw. des Fußbodenbelages ab. Der bauliche Wärmeschutz ist daher nicht nur für die Gebäudeschale, sondern auch für innen liegende Bauelemente, wie Decken, wichtig.

DIN 4108: *Wärmeschutz im Hochbau* (Ausgabe Mai 1960). — Wegen seiner großen Bedeutung, besonders im Rahmen des sozialen Wohnungsbaues, ist dieses Normblatt seit 1952 als Richtlinie für die Bauaufsichtsbehörden eingeführt. Verstöße können für die Entwurfsverfasser, Bauleiter oder Unternehmer rechtliche Folgen haben (§§ 633 bis 635 BGB). Mieter können bei unzureichendem Wärmeschutz Mietminderung oder Schadenersatz nach Maßgabe des überhöhten Brennstoffverbrauches verlangen (§§ 537 u. 538 BGB).

Bereits bei der Planung von Bauten ist zur Einschränkung des Wärmebedarfs auf *geschützte Lage* zu achten. Nachbargebäude, Bäume usw. vermindern als Windschutz den Wärmeverlust. Ein frei stehendes Haus hat einen wesentlich höheren Wärmeverlust als die gleich große Hälfte eines Doppelhauses und dieses wieder höhere Verluste als ein Reihenhaus, das, beiderseits eingebaut, Glied einer Häuserzeile ist. Beheizte Räume in Reihenhäusern sollen aneinandergrenzen und bei Stockwerkhäusern übereinander liegen. Windfänge sind besonders wirksam, wenn jeweils eine der Türen geschlossen werden kann, bevor die andere geöffnet wird (Zugluftvermeidung!).

Die *Fenster* brauchen nicht größer zu sein als es zur angemessenen Tagesbelichtung notwendig ist (vgl. S. 70). Übergroße Fenster und die modischen Glasfassaden entziehen im Winter infolge ihrer niedrigen Oberflächentemperatur den Rauminsassen zuviel Wärme auf dem Wege der Abstrahlung, während in der übrigen Jahreszeit bei fehlender Beschattungsvorrichtung an der Außenseite die Sonneneinstrahlung lästig wird. Außerdem kühlt sich die Raumluft an großen kalten Scheiben stark ab, stürzt in Form eines Kaltluftfalles nach unten, ergießt sich über den fensternahen Teil des Fußbodens und wird als Zugluft lästig empfunden. Mit zunehmender Fenstergröße wächst im allgemeinen auch die Länge der Fugen und damit die Größe der Undichtigkeiten. Bei Temperaturunterschieden außen — innen, insbesondere aber bei Windanfall entsteht dann ebenfalls Zugluft.

Die Norm betont andererseits, daß ein „Atmen der Wände" in Form eines *Luft*austausches mit dem Freien nicht zustande kommt. Dagegen ist aus hygienischen Gründen eine *Wasserdampf*aufnahmefähigkeit auf der Raumseite der Wände und der Decke erwünscht, um Feuchtigkeit, die z. B. beim Kochen und Waschen entsteht, puffern zu können. Geeignete Baustoffe hierfür sind üblicher Innenputz, saugfähige Pappen und dgl. Die von den Pufferschichten gespeicherte Feuchtigkeit soll in Zeiten mit geringem Wasserdampfanfall im Raum durch gründliches Lüften entfernt werden (Fensterlüftung und Wrasenschächte). Eine bequeme Handhabung der Fenster und Jalousieklappen erhöht die Bereitwilligkeit zur regelmäßigen Lüftung. Ein Mindestmaß an Wartung und Wohnungspflege ist eben unerläßlich, wenn eine Wohnung in einem hygienisch und baulich einwandfreien Zustand erhalten bleiben soll. Dies gilt auch besonders für selten geheizte Baderäume und Küchen, weil hier ein vorübergehender Anfall von Tauwasser auch bei bestem Wärmeschutz unvermeidlich und daher eine gründliche Lüftung regelmäßig notwendig ist.

In ausführlichen Zahlentafeln gibt die Norm für die modernen Baustoffe und Bauweisen Mindestwerte der physikalischen Kennzahlen (Wärmeleitzahlen, Wärmedurchlaßwiderstände u. ä. m.[1]) an, und zwar gestaffelt nach drei Wärmedämm-

---

[1] Die Wärmedurchlaßzahl gibt an, welche Wärmemenge in 1 Stunde durch 1 m² eines Bauteiles bestimmter Dicke beim Dauerzustand der Heizung hindurchgelassen wird, wenn der Temperaturunterschied an den beiden begrenzenden Oberflächen 1° beträgt. Der Wärmedurchlaßwiderstand ist der reziproke Wert hiervon.

gebieten, die in einer Landkarte als Klimazonen eingetragen sind. Festgelegt wurden die Wärmedurchlaßwiderstände für Außenwände, Wohnungstrennwände und Treppenhauswände, für Wohnungstrenndecken, Decken unter nicht ausgebauten Dachgeschossen, Kellerdecken, Decken über offenen Durchfahrten sowie für Steil- und Flachdächer. Die Mindestwerte des Wärmeschutzes müssen für alle Räume eingehalten werden, die als *Aufenthaltsräume im Sinne der Bauordnungen* gelten; ohne Rücksicht auf die Dauer der tatsächlichen Benutzung sind dies Wohn-, Schlaf-, Arbeitszimmer sowie Geschäftsräume, Wohndielen, Küchen, Waschküchen, Werkstätten, Kantinen, Büros, Verkaufsläden und Versammlungsräume.

Die Zahlenwerte für den Mindestwärmeschutz der Außenwände gemäß DIN 4108 sind so bemessen, daß *bei einer relativen Feuchtigkeit der Raumluft bis zu 60%* und ständiger Heizung auf bestimmte Raumlufttemperaturen die *Temperatur* der inneren *Wandoberfläche* immer *über dem Taupunkt* der Raumluft liegt, so daß sich kein Tauwasser niederschlagen kann. Für die Raumlufttemperaturen zentralbeheizter Gebäude sind in **DIN 4701** (vgl. Tab. 1, S. 000) Werte festgelegt. Bei Einhaltung dieser Temperaturen ist die Gefahr einer fortschreitenden Durchfeuchtung der Baustoffe gebannt.

Zur Vermeidung der bereits erwähnten Zugerscheinungen an Fenstern werden Doppel- oder Verbundfenster (2 Scheiben in einem gemeinsamen Rahmen) allgemein empfohlen und in der kältesten der drei Klimazonen verlangt. Um die Wärmeverluste zu vermindern, wird auf Klapp- oder Rolläden verwiesen. Damit bei Rolläden auf dem Wege der Gurtdurchführung keine unmittelbare Verbindung zwischen Außenluft und Roll-Ladenkasten besteht, sollen sie zwischen Außen- und Innenfenster geführt werden.

Ausreichenden Schutz gegen Wärmeableitung durch Fußbodenbeläge bieten „Holzfußböden (auch aufgeklebter Stabfußboden), Korkfußböden und dünne Beläge wie Linoleum, Gummi- und Kunststoffbeläge, wenn sie auf ausreichend dämmenden Unterlagen verlegt werden. Weniger fußwarm sind unbelegte Gips- und Ziegelsplitt-Estriche". Weitere Hinweise beziehen sich auf die richtige Reihenfolge mehrschichtiger Dachbeläge, um möglichst guten Schutz gegen Überhitzung durch Sonneneinstrahlung und gegen Feuchtigkeit durch Tauwasser auf der Innenseite des Daches zu gewährleisten.

DIN 4701: *Regeln für die Berechnung des Wärmebedarfs von Gebäuden* (Ausgabe Dezember 1959). — Die Beachtung der Norm DIN 4108 (Wärmeschutz im Hochbau) ist die Voraussetzung für eine ausreichende, vor allem aber auch eine örtlich und zeitlich gleichmäßige Erwärmung der geheizten Räume. Über die Höhe der Erwärmung, m. a. W. über die Raumtemperatur, sind jedoch keine Angaben gemacht.

In enger Verflechtung mit DIN 4108 legt nun die Norm DIN 4701 im wesentlichen ein einheitliches Verfahren zur *Berechnung der Wärmeverluste* eines Gebäudes infolge der Temperaturdifferenz innen — außen und des Windanfalles fest. Der Wärmebedarf ist dabei eine reine Gebäudeeigenschaft und wird unter Benutzung vereinbarter Stoffwerte für den Wärmedurchgang der Wände, die Fugendurchlässigkeit der Fenster u. ä. m. ermittelt. Von den Grundgrößen zur Berechnung des Wärmebedarfes interessiert hier die möglichst einheitlich zu vereinbarende Raumtemperatur, deren Höhe nicht nur die thermische Behaglichkeit beim

Aufenthalt im Raum, sondern auch den Brennstoffbedarf, die Kessel- und Heizkörpergrößen beeinflußt.

Die Norm geht davon aus, daß bei einer der Klimazone entsprechenden tiefsten Außentemperatur (— 12; — 15; — 18° C) und ununterbrochenem, evtl. nachts eingeschränktem Heizbetrieb eine dem Raumzweck angemessene Raumtemperatur eingehalten werden muß. Diese Raumtemperaturwerte sind also eine Normativgröße zur Berechnung der erforderlichen Heizleistung bei tiefster Außentemperatur. Sie werden aber darüber hinaus häufig auch als allgemein verbindliche Richtwerte angesehen für die „Normaltemperatur", die der Raumbenutzer erwarten oder auf Grund seiner Wohnungsmiete verlangen kann. Die entsprechende Aufstellung aus DIN 4701 ist daher in Tab. 1 wiedergegeben. Es darf aber hierzu aus-

Tabelle 1. *Raumtemperaturen für verschiedene Raumgattungen (DIN 4701)*

Soweit nicht durch den Auftraggeber ausdrücklich andere Werte gefordert werden, sind der Wärmebedarfsrechnung folgende Werte zugrunde zu legen:

	°C
***1.* Wohnhäuser**	
Wohnräume, Schlafräume, Küchen	+ 20
Vorräume, Flure, Aborte	+ 15
Treppenhäuser	+ 10
Bad	+ 22
***2.* Geschäfts- und Verwaltungsgebäude**	
Geschäfts- und Büroräume, Gaststätten, Hotelzimmer, Läden	+ 20
Treppenhäuser, Flure, Aborte	+ 15
***3.* Schulen**	
Vorbemerkung: Die Temperatur der Unterrichtsräume kann bei normaler Fensterlüftung nach den Pausen kurzfristig auch unter 18° C absinken.	
Unterrichtsräume, Sonderräume für naturwissenschaftlichen Unterricht, pädagogische Zentren, als Mehrzweckräume benutzte Pausenhallen, Lehrerzimmer, Verwaltungsräume, Kindergärten	+ 20
Lehrküchen mit Unterricht und Werkräume	+ 15 bis +18
Lehrmittelzimmer und Garderoben	+ 15
Bade- und Umkleideräume	+ 22
Arzt- und Untersuchungszimmer	+ 24
Flure, Treppenhäuser, geschlossene Pausenhallen und Aborte	+ 5 bis + 10
Flure, Treppenhäuser und Aborte in Kindergärten	+ 15
Aula	+ 18
Turnhalle	+ 15
Gymnastikraum für orthop. Turnen	+ 20

Bei Krankenhäusern, Fabriken, Theatern, Kirchen usw. sind die Innentemperaturen aller Räume in Vereinbarung mit dem Auftraggeber festzusetzen.

drücklich bemerkt werden, daß diese Werte nicht immer identisch zu sein brauchen mit der „gesündesten" Raumtemperatur. So wird z. B. eine ständige Schlafzimmertemperatur von + 20° C nicht zur Abhärtung beitragen. Trotzdem können die Tabellenwerte bei kritischer Einstellung als Richtwerte gelten.

Vorbemerkungen zum Luftwechsel

Aufgabe jeder Lüftung ist die Erneuerung der Raumluft. Die zugeführte Luft (Zuluft) soll gute Qualitätsmerkmale wie Reinheit, angemessene Temperatur und Feuchte aufweisen. Den Vorgang der Lufterneuerung kann man sich im Rahmen von zwei Grenzfällen vorstellen. In dem einen Fall strömt die Zuluft in breiter Front durch den Raum, schiebt nach Art eines Kolbens die schlechte Luft vor sich her und *verdrängt* sie. Im anderen Fall wird die Zuluft in Form zahlreicher, feiner Strahlen injektorartig eingeblasen, durchmischt sich intensiv mit der Raumluft, so daß die Luftverschlechterung ausreichend *verdünnt* wird. Die oft unter erheblichen Kosten aufbereitete Zuluft wird um so besser ausgenutzt, je mehr man das Lüftungsverfahren einem der beiden Grenzfälle anpassen kann.

Eine unter allen Temperatur- und Windverhältnissen gesicherte Raumlüftung läßt sich nur mit Ventilatoren erreichen. Die zur Lüftung eines Raumes erforderliche Luftmenge wird in den meisten Fällen aus einer Bilanz errechnet, in welcher je nach Aufgabenstellung die aus dem Raum abzuführenden Wärme- und Wasserdampfmengen, Schadstoffmengen oder sonstigen Verunreinigungen möglichst genau erfaßt sein müssen. Hieraus ergibt sich die gesamte Zuluftmenge V, die in den Raum gefördert werden muß (m³/h). Setzt man diese Menge in Beziehung zum Rauminhalt I (m³) des zu lüftenden Raumes, ergibt sich der

$$\text{stündliche Luftwechsel oder die Luftwechselzahl } \frac{V}{I} \quad \left(\frac{1}{h}\right).$$

Je höher die Luftwechselzahl liegt, umso schwieriger ist die zugfreie Luftführung im Raum.

Ein anderer Maßstab für die Berechnung der erforderlichen Zuluftmenge ist bei bekannter Zahl der Rauminsassen
die je Kopf und Stunde einzuführende Luftmenge = Luftrate (m³/P · h).

DIN 1946: *Lüftungstechnische Anlagen (VDI-Lüftungsregeln).* Das Normblatt ist Bestandteil der „Technischen Vorschriften für Bauleistungen im Hochbau", die im Rahmen der „Verdingungsordnung für Bauleistungen (VOB)" allen Bauverträgen zugrunde gelegt werden sollen. Es ist unterteilt in „Grundregeln" und „Sonderregeln".

Die *Grundregeln* sind auf Räume abgestellt, bei denen vorwiegend ein *für den Menschen zuträgliches Raumklima* einzuhalten ist. Hierzu gehören Aufenthalts- und Arbeitsräume; letztere nur, soweit durch das Arbeitsverfahren oder die Zweckbestimmung der Räume keine anderen Forderungen im Vordergrund stehen. Die *Sonderregeln* enthalten Hinweise, die nur für einzelne Raumgattungen gültig sind, z. B. für Versammlungsräume, Schulen, Kranken- und Operationsräume, Küchen, Laboratorien, Garagen und Tunnels, Kaufhäuser, Fahrzeuge u. ä. m. Die Bearbeitung dieser Sonderregeln ist noch nicht abgeschlossen. DIN 1946 *Blatt 1, Grundregeln* (Ausgabe April 1960) gilt sowohl für zentrale Anlagen mit weit verzweigten, zu verschiedenen Räumen führenden Luftkanälen als auch für Einzelgeräte, die z. B. in Schrank- oder Truhenform in dem zu lüftenden Raum aufgestellt werden.

Besonders bemerkenswert ist, daß *Anlagen ohne Erwärmung der Zuluft nicht als lüftungstechnische Anlagen* im Sinne der Norm gelten, weil sie an kalten Tagen keine zugfreie Lüftung ermöglichen. „Lüftungs*anlagen*" müssen außer einem

Ventilator mindestens Einrichtungen zum Reinigen (Staubfilter) und zum Erwärmen der Luft besitzen, andernfalls ist die Bezeichnung irreführend und unberechtigt.

Zwei Aufgaben der Lüftung und Klimatisierung werden hervorgehoben:

1. „soll aus wärmephysiologischen Gründen einer zu hohen Temperatur oder Feuchte der Raumluft entgegengewirkt werden. Durch Lufterneuerung allein läßt sich dies nicht immer erreichen; zeitweise bedarf es hierzu einer Aufbereitung der Luft durch Kühlung oder Trocknung";

2. „sollen alle Verunreinigungen der Raumluft in Form von Gasen, Dämpfen und Staub durch Zuführung unverbrauchter Luft soweit entfernt bzw. verdünnt werden, daß sie weder gesundheitsschädlich oder belästigend wirken noch die Arbeitsvorgänge in Werkräumen stören".

Weil mit der Bezeichnung „Klimaanlage" in zunehmendem Maße Mißbrauch getrieben wird, ist eine klare graduelle Abstufung der lüftungstechnischen Anlagen gegeben: Es wird unterschieden zwischen

1. *Lüftungsanlagen einfacher Art;* sie besitzen stets Einrichtungen zum Reinigen und zum Erwärmen der Luft;

2. *Lüftungsanlagen mit zusätzlicher Luftaufbereitung* (Entfeuchtung, Kühlung oder Befeuchtung);

3. *Klimaanlagen.* Als solche gelten lüftungstechnische Anlagen, die während des ganzen Jahres die Lufttemperatur und die Luftfeuchte in einem Raum *selbsttätig* auf vorgegebenen Werten halten. Sie besitzen also Einrichtungen zum Reinigen, Erwärmen, Kühlen, Befeuchten und Entfeuchten der Zuluft sowie zur *automatischen* Temperatur- und Feuchteregelung.

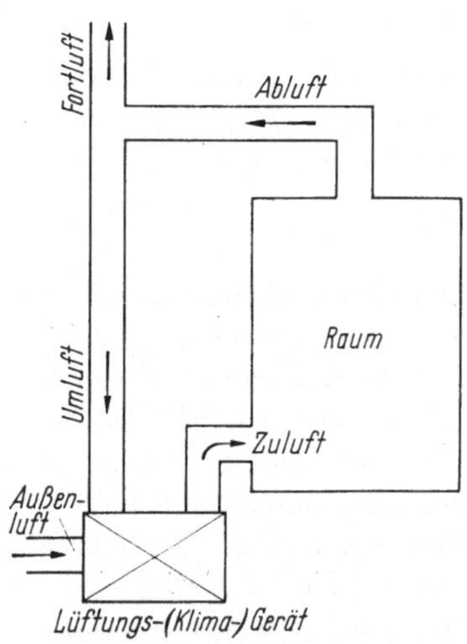

Abb. 9. Schema zur Erläuterung einheitlicher Begriffe bei lüftungstechnischen Anlagen (DIN 1946)

Der *Außenluftanteil* gilt als Maß für die hygienisch zu fordernde Lufterneuerung. Abb. 9 erläutert folgende Normbegriffe:

Außenluft = aus dem Freien angesaugte Luft,
Zuluft   = gesamte dem Raum zugeführte Luft,
Abluft   = die aus dem Raum abgeführte Luft,
Umluft   = Anteil der Abluft, die dem Raum nach Aufbereitung im Lüftungs- bzw. Klimagerät wieder zugeführt wird,
Fortluft = die ins Freie abgeführte Luft.

Zuluft- und Abluftmenge unterscheiden sich, wenn in dem zu lüftenden Raum ein Über- bzw. Unterdruck aufrechterhalten werden soll, wie es z. B. bei Speisesälen gegenüber Küchen anzustreben ist, um Geruchsübertragung zu verhindern. Bei Überdrucklüftung entweicht ein Teil der Zuluft durch Türen, Durchreichen und andere Nebenwege, gelangt also nicht mehr in die Abluftkanäle der Anlage. Bei Unterdrucklüftung dringt Luft auf den erwähnten Nebenwegen ein, ohne den Ventilator und den Zuluftkanal passiert zu haben.

Die je Kopf und Stunde in den Raum einzuführende Außenluftmenge, die *Außenluftrate* soll *mindestens*

20 m³/h je Person bei Räumen mit Rauchverbot und
30 m³/h je Person bei Räumen mit Raucherlaubnis

betragen. Eine Erhöhung um 10 m³/h je Person wird aus hygienischen Gründen empfohlen. Außenluft und Umluft müssen durch Staubfilter gereinigt werden. „Mit einer chemischen *Luftschönung* durch Ozonisierung der Zuluft oder Tarnung schlechter Gerüche läßt sich keine hygienische Verbesserung der Raumluft erzielen." Damit sind diese Verfahren deutlich als Behelfsmittel klassifiziert, weil die echte Lufterneuerung Grundforderung bleiben muß.

Alle Teile der Lüftungs- bzw. Klimazentrale und das Kanalnetz müssen sich leicht reinigen lassen. In begangenen Fußbodenflächen sollen keine Zuluftöffnungen liegen.

Wichtig ist die Forderung nach *Zugfreiheit*. Unter „Zug" versteht man allgemein die thermische Belästigung, die sich aus der Kühlwirkung strömender Luft auf die Haut ergibt. Nach der Norm sollen daher Luftgeschwindigkeit und Lufttemperatur in der Aufenthaltszone so aufeinander abgestimmt sein, daß unbeabsichtigte Abkühlungsreize vermieden werden. Die Schärfe dieser Forderung hängt u. a. von der Zweckbestimmung des Raumes ab und wird in den Sonderregeln näher festgelegt.

Die lüftungstechnischen Anlagen müssen „so ruhig arbeiten, daß ihr Betrieb weder in den zu lüftenden Räumen noch in anderen Teilen des Gebäudes störend empfunden wird". In den Sonderregeln werden DIN-phon-Höchstwerte genannt. Weitere Hinweise beziehen sich auf bauliche und sicherheitstechnische Forderungen, auf die Prüfung und technische Abnahme der Anlagen.

DIN 1946, *Blatt 2*, Sonderregeln für Versammlungsräume (Ausgabe April 1960) gibt die speziellen Forderungen für Vortrags- und Hörsäle, Theater, Konzert- und Festsäle, Gaststätten u. ä. m. an. Die Forderungen sind vorwiegend hygienischer Art und enthalten fest umrissene Zahlenwerte für die Reinheit der Zuluft, die Temperatur und relative Feuchte der Raumluft und der Grenzwerte der Abkühlungsreize und Anlagelautstärke.

Die Zuluft darf nicht mehr als 0,5 mg Staub je m³ Luft enthalten. Ein höherer Staubgehalt, der im Freien häufig vorkommt, wäre für die Atmungsluft zwar noch vertretbar, würde aber eine erhebliche und unhygienische Verschmutzung der Kanäle und darin angeordneter Schallschluckstoffe zur Folge haben. Die Luftverteilung gilt als hinreichend gleichmäßig, wenn im besetzten Raum in gleicher Höhenlage keine größeren Unterschiede in den Lufttemperaturen auftreten als 4°; bei Anlagen mit Kühlung, insbesondere bei Klimaanlagen, darf die Raumlufttemperatur nicht mehr als ± 1,5° vom Sollwert (vgl. Tab. 1, Spalte 2) abweichen; bei Lüftungsanlagen, die auch zur Raumheizung dienen, darf die Toleranz ± 2° betragen.

Die Werte für die Temperatur und Feuchte der Raumluft sind in Abhängigkeit von den jeweils im Freien herrschenden Temperaturen gestaffelt (Tab. 2). Die Raumlufttemperaturen im Sommer sollen nicht stärker als angegeben von der Außenlufttemperatur abweichen, damit der Unterschied beim Betreten gekühlter Räume nicht unangenehm empfunden wird und die erheblichen Anlage- und Betriebskosten in vertretbaren Grenzen bleiben. Bei Außenlufttemperaturen über 20° C gelten die Forderungen nach Tab. 2 nur für Lüftungsanlagen mit Kühlung und für Klimaanlagen. Die zur Vermeidung eines schwülen Klimas angegebenen Größtwerte für die relative Luftfeuchte brauchen nur von Klimaanlagen eingehalten zu werden.

Tabelle 2. *Raumlufttemperatur und -feuchte in Abhängigkeit von der Außenlufttemperatur (DIN 1946)*

Außenluft	Raumluft		
Temperatur °C	Temperatur °C	Relative Luftfeuchte %	
		Kleinstwert	Größtwert
bis *20*	22	35	65
25	23	35	65
30	25	35	60
32	26	35	55

Als Kriterium der Zugfreiheit wird eine maximale Luftgeschwindigkeit festgelegt, die der wärmephysiologischen Reizwirkung entsprechend von der Raumlufttemperatur abhängig gemacht ist (Abb. 10). Die Lautstärke der durch die Lüftungsanlage verursachten Geräusche soll folgende Grenzen nicht überschreiten:

Konzertsäle und Theater   25 DIN-phon

Öffentliche Versammlungsräume,   bei hohen Forderungen 40 DIN-phon

Gaststätten, Schalterhallen u. s. f.   bei geringen Forderungen 50 Din-phon

Der spezifische Luftraum je Person soll mindestens 3 m³ betragen und die lichte Raumhöhe an den ungünstigsten Aufenthaltsstellen mindestens 2,5 m.

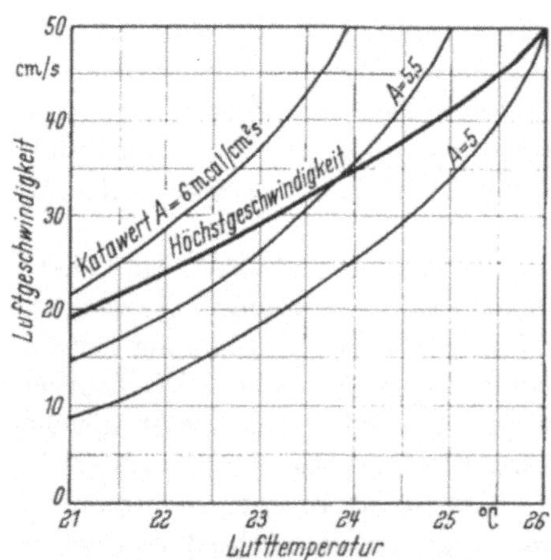

Abb. 10. Zulässige Luftgeschwindigkeit beim Anblasen sitzender Personen von vorn (DIN 1946)

VDI-Richtlinie 2051: *Lüftung von Laboratorien* (Ausgabe Dezember 1958). — Von den laufend in Bearbeitung genommenen weiteren „Sonderregeln" wurde die „Lüftung von Laboratorien" zunächst in Form einer VDI-Richtlinie herausgegeben, die als Vorstadium für eine beabsichtigte spätere Umwandlung in eine DIN-Norm angesehen werden kann. Die Richtlinie gilt in Verbindung mit den Grundregeln der DIN 1946 Bl. 1 für Laboratorien in der Industrie und an Hochschulen (Kurssäle, Speziallaboratorien für Professoren und Assistenten). Im Hinblick auf die anfallenden Gase, Lösungsmitteldämpfe, Stäube, Rauche und Nebel ist Umluftbetrieb nicht gestattet. Als Anhalt für die zulässigen Konzentrationen schädlicher Stoffe wird auf die auch für gewerbliche Betriebe geltenden „Maximalen Arbeitsplatzkonzentrationen" (MAK-Werte) verwiesen, welche die zulässige obere Grenze bei täglich achtstündiger Arbeitszeit angeben. Im Hinblick auf die große praktische Bedeutung der MAK-Werte ist in Tab. 3 ein Auszug aus der vom Bundesminister für Arbeit und Sozialordnung herausgegebene Liste über rd. 300 Schadstoffe[1]) wiedergegeben.

In der VDI-Richtlinie werden für die bei *Tischabzügen* abzusaugenden Luftmengen Werte von 500 bis 600 m³/h je lfd. m Abzugslänge empfohlen; der untere Spalt soll bei geschlossenem Abzug 3 bis 5 cm hoch sein. Normalerweise sollen 80% der Abluftmenge durch Abzüge, 10% über dem Fußboden und 10% unterhalb der Decke abgeführt werden. Der auf den Raum — nicht auf den Tischabzug! — bezogene stündliche Luftwechsel liegt i. a. zwischen 6 und 15; bei „Isotopenlaboratorien kann er erheblich höher sein".

Die Außenluftrate soll unabhängig von der Außenlufttemperatur in Abweichung von den Grundregeln mindestens 40 m³/h je Person betragen, sofern die bereits genannten Richtzahlen bzw. die Bilanzrechnungen zur Schadstoffbeseitigung nicht höhere Werte erfordern. Zugfreiheit im Sinne der Sonderregeln für Versammlungsräume (DIN 1946 Bl.2) braucht nur bis zum 10fachen stündlichen Luftwechsel gewährleistet zu sein. Ausführlich wird auf die erforderlichen Entstaubungsgrade der Luftfilter und die Testmethoden eingegangen. Der Abscheidegrad für radioaktiv gekennzeichnete, natürliche atmosphärische Ver-

Tabelle 3. *Maximale Arbeitsplatzkonzentrationen (MAK-Werte) schädlicher Gase, Stäube und Nebel*

Stoff	MAK-Wert	
	cm³ Stoff*) / m³ Luft	mg Stoff / m³ Luft
1. Schädliche Gase		
Ammoniak	100	70
Arsenwasserstoff	0,05	0,2
Blausäure	10	11
Chlor	1	3
Chlorwasserstoff	5	7
Kohlen*monoxyd*	100	110
Kohlen*dioxyd*	5000	9000
Nitrose Gase (NO₂)	5	9
Ozon	0,1	0,2
Phosgen	0,1	0,4
Phosphorwasserstoff	0,1	0,15
Schwefeldioxyd	5	13
Schwefelwasserstoff	20	30
Selenwasserstoff	0,05	0,2
2. Schädliche Lösungsmitteldämpfe		
Azeton	1000	2400
Äthyläther	400	1200
Äthylalkohol	1000	1900
Äthylchlorid	1000	2600
Anilin	5	19
Benzin	500	2000
Benzol	25	80
Chloroform	100	490
Methylalkohol (Methanol)	200	260
Methylchlorid	50	105
Methylenchlorid	500	1750
Schwefelkohlenstoff	20	60
Tetrachloräthan	1	7
Tetrachlorkohlenstoff	25	160
Trichloräthylen	200	1050
3. Schädliche Staub-, Rauch- und Nebelarten		
Beryllium		0,002
Blei		0,2
Kadmium		0,1
Chrom		0,1
Mangan		6
Phosphor		0,1
Selen		0,1
Quecksilber		0,01
Uranverbindungen } lösliche		0,05
Uranverbindungen } unlösliche		0,25

*) 1000 cm³ Stoff je m³ Luft entsprechen 1000 ppm (parts per million) ≃ 0,1 Vol.-% ≃ 1 Vol.-°/₀₀ bezogen auf 20° C und 760 mm Hg.

---

[1] Bek. des BMA vom 1. 12. 1958. Arbeitsschutz **1958**, 233.

unreinigungen von 0,3 μ Durchmesser und kleiner muß mindestens 99% betragen. Für den Schallschutz sind DIN 4109 (vgl. S. 58) und DIN 1946 Bl. 1 und 2 maßgebend. An Hand einiger Ausführungsskizzen werden Hinweise über zweckmäßige Raumgrundrisse und über die Ausbildung von Fenstern, Türen und Fluchtwegen gegeben. Als Baustoff für Abluftkanäle bei chemisch ganz schwach aggressiven Gasen sind Schwarzblech mit Chlorkautschukanstrich und bei aggressiveren Gasen plastopheniertes Schwarzblech genannt. Die Unfall- und Feuerschutzmaßnahmen sollen den Brandschutzrichtlinien der Berufsgenossenschaft der chemischen Industrie entsprechen.

2. Tageslicht und Kunstlicht in Räumen
Vorbemerkungen

Die einwandfreie Versorgung von Zweckbauten mit Tages- und Kunstlicht hat eine sehr große Bedeutung. Zum besseren Verständnis der einschlägigen Normblätter bedarf es einiger Vorbemerkungen.

Was innerhalb eines Raumes an Tageslicht erwartet werden kann, hängt in erster Linie von der jeweils herrschenden *Beleuchtungsstärke im Freien* ab! So lapidar diese Feststellung klingen mag, so aufschlußreich ist sie doch bei manchen

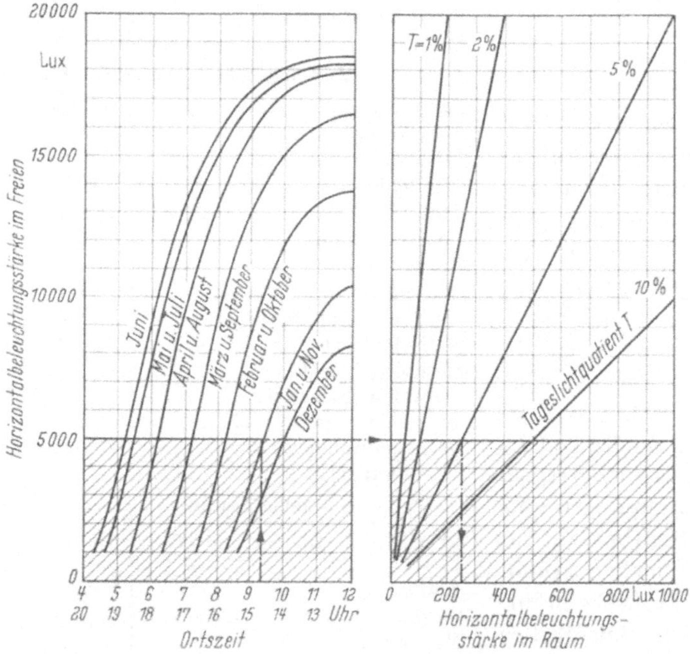

Abb. 11. Beleuchtungsstärke im Freien bei gleichmäßig bedecktem Himmel in Abhängigkeit von der Tages- und Jahreszeit; Beleuchtungsstärke im Raum bei verschiedenen Tageslichtquotienten

Auseinandersetzungen über die „richtige Lichtmenge" innerhalb von Räumen und Gebäuden. Den täglichen und jahreszeitlichen Verlauf der *Horizontalbeleuchtungsstärke* der Tagesbeleuchtung im Freien bei gleichmäßig bedecktem Himmel zeigt Abb. 11. Die Beleuchtungsstärke im Freien schwankt in weiten Grenzen, dem-

gemäß auch diejenige im Raum. Bei wolkenlosem Himmel (Sonnenschein) werden
bis zu 70 000 Lux erreicht. Die Bewertung der Innenraumbeleuchtung geht jedoch
immer von der Außenbeleuchtungsstärke bei gleichmäßig bedecktem Himmel aus,
weil in der Regel auch hierbei ausreichende Tagesbeleuchtung im Raum zu verlangen ist. Kontrollmessungen, die sich verhältnismäßig bequem mit einem hand-
lichen Beleuchtungsstärkemesser (Luxmeter) durchführen lassen, sollen daher
immer nur bei gleichmäßig bedecktem Himmel vorgenommen werden.

Der „Tag" im Sinne der Norm beginnt und endet in Übereinstimmung mit den
meisten Ländern, wenn im Freien 5000 Lux herrschen (Abb. 11). Der Tag im Sinne
der Norm dauert demnach im Dezember von 9^{50} bis 14^{10} Uhr, im März und September von 7^{10} bis 16^{50} Uhr und im Juni von 5^{15} bis 18^{45} Uhr *Ortszeit*.

Weiter sind von Einfluß auf die Beleuchtungsstärke im Raum

die Verbauung durch gegenüberliegende Gebäude,

der Baumbestand,

die Verglasung (Minderung bei einfacher Verglasung rd. 10%, bei doppel-
ter Verglasung rd. 20%),

der Verschmutzungsgrad der Scheiben (vgl. Tab. 4),

die Fensterglashöhe und -breite,

der Lichtreflexionsgrad der Raumumschließungsflächen und Möbel und
ggf. der gegenüberliegenden Fassade.

Die große Zahl und die Variationsbreite der genannten sieben Faktoren machen
es verständlich, daß die früher üblichen Faustformeln zur Ermittlung der Fenstergröße, nach denen beispielsweise in Krankenzimmern die Fensterfläche (ohne Ver-
sprossung!) mindestens $^1/_5$ der Bodenfläche betragen sollte, nicht immer befriedig-
ten. In DIN 5034 wurden daher die Zusammenhänge eingehender behandelt.

Tabelle 4. *Schwächung des Tageslichteinfalles durch Verschmutzung von Fensterscheiben*
(DIN 5034)

Verschmutzung des Fensters		Schwächung bei einer Neigung des Fensters gegen die Horizontale um		
außen	innen	90° auf . . . %	60° auf . . . %	30° auf . . . %
gering	gering	90	85	80
	stark	70	60	55
mittel	gering	80	75	70
	stark	60	50	40
stark	gering	70	63	55
	stark	50	33	25

DIN 5034: *Innenraumbeleuchtung mit Tageslicht.* Leitsätze (2. Ausgabe, November 1959). — „Die Leitsätze sollen Hinweise geben, die bei Bauplänen und beim
Sanieren alter baulicher Anlagen, beim Anordnen, Bemessen und Ausführen
der Fenster und Oberlichter, bei der Wahl des Reflexionsgrades der Wände und
Decken und ähnlichem zu beachten sind." Sie beschränken sich auf *Daueraufent-
haltsräume* im Sinne der Bauordnungen (Wohn- und Arbeitsräume, Unterrichtsräume u. ä.), deren Nutzung also vorwiegend Tagesbeleuchtung voraussetzt.

In Räumen mit Seitenlicht — Seitenlicht zur Unterscheidung von Oberlicht —
wird es allerdings, z. B. bei Arbeits- und Verkaufsräumen, notwendig sein, gele-
gentlich die Tagesbeleuchtung durch zusätzliche künstliche Beleuchtung zu ergänzen. Die hierfür geltenden Werte sind in einem später zu besprechenden weiteren Normblatt festgelegt.

Die Beleuchtungsstärke im Raum kann nur ein Bruchteil der zur gleichen
Zeit im Freien vorhandenen Beleuchtungsstärke sein. Zur Kennzeichnung der
Tagesbeleuchtung dient daher der Tageslichtquotient T:

$$T = \frac{\text{Horizontalbeleuchtungsstärke am Meßpunkt (Arbeitsplatz)}}{\text{Horizontalbeleuchtungsstärke im Freien bei gleichmäßig bedecktem Himmel}}$$

Aus Abb. 12 ist der Zusammenhang zwischen jeweiliger Beleuchtungsstärke im
Freien und der bei verschiedenen Tageslichtquotienten T erreichten Beleuchtungs-
stärke am Arbeitsplatz ablesbar; z. B. herrschen im Januar und November um
9^{20} Uhr Ortszeit 5000 Lux im Freien und bei T = 5% (feine Arbeit) 250 Lux im
Raum.

Die Höhe der *Ansprüche an die Raumbeleuchtung* wird in DIN 5034 gestaffelt
nach der Art der Arbeit (Tab. 5. Spalte 1); je nach der Feinheit der Arbeit wird
ein Tageslichtquotient von 1 . . . . . 10% gefordert (Spalte 3). Die Ansprüche an
die Beleuchtung sind befriedigt, wenn Lage, Größe und Sauberhaltung der Fenster im Verein mit den oben aufgezählten Umgebungseinflüssen gewährleisten,
daß von der jeweils im Freien herr-
schenden Beleuchtungsstärke ein der
Arbeitsart angemessener Tageslichtquotient T an den Arbeitsplatz gelangt. Die Einstufung der Raumgattungen nach der Art der Arbeit (bzw.
nach den verschiedenen Berufszwei-
gen) in die vier Kategorien der Tab. 5
wird ermöglicht durch eine umfang-
reiche Übersichtstafel in **DIN 5035**
*(Innenraumbeleuchtung mit künstli-
chem Licht).* Einen Auszug daraus
zeigt Tab. 6.

Tabelle 5. *Mindestwert des Tageslichtquotienten
in Abhängigkeit von der Arbeitsart bzw. von dem
Anspruch an die Beleuchtung (DIN 5034)*

Art der Arbeit	Art der Ansprüche an die Beleuchtung	Tageslicht-Quotient (%)
grob	gering	1
mittelfein	mäßig	2
fein	hoch	5
sehr fein	sehr hoch	10

Innerhalb eines Raumes sinkt die Tageslichtbeleuchtungsstärke mit zunehmender Entfernung vom Fenster rasch ab, so daß in DIN 5034 genauer umrissen
wurde, in welchem *Raumbereich* der Tageslichtquotient nach Tab. 5 vorhanden
sein muß. In Abb. 12 ist für einen Wohnraum und für einen Arbeitsraum die Lage
der Beleuchtungszonen angegeben. Die ellipsenförmigen Kurven sind Linien
gleicher Beleuchtungsstärke (Isoluxen). Sie lassen den Abfall der Beleuchtungsstärke in der fensterfernen Zone anschaulich erkennen. Bei einem Wohnraum wird
die Tagesbeleuchtung als ausreichend angesehen, wenn auf der „Nutzebene"
(i. a. 1 m über Fußboden) bis zur halben Raumtiefe ein Tageslichtquotient T = 1%
eingehalten ist. Bei einem Arbeitsraum dagegen wird verlangt, daß der aus Tab. 5
entnommene Tageslichtquotient auf einer Nutzebene vorhanden ist, deren Be-
grenzung i. a. im Abstand von 1 m von allen Wänden ringsum verläuft (schraffiertes

Tabelle 6. *Höhe der Ansprüche an die Beleuchtung für verschiedene Raum- bzw. Arbeitsarten*
(DIN 5034 und 5035)

Ansprüche an die Beleuchtung	gering	mäßig	hoch	sehr hoch
Art des Raumes und der Arbeiten	Wohnräume Flure Nebenräume Bäder Toiletten Treppen Wasch- und Lagerräume Kranken-zimmer Umkleideräume	Wohnräume Registratur Hotelzimmer Gaststätten Verbandräume Aulen Turnhallen	Buchführung Stenografieren Nähen Untersuchungs-zimmer Laboratorien Apotheken Chemie- und Physikräume	Obduktions-räume Operationssäle Retusche Maschen-aufnehmen
		Klassenräume, Schreibzimmer, allgemeine Büroarbeiten		
			Zeichensäle, Handarbeitsräume	
Mindestwert des Tageslicht-quotienten T	1	2	5	10

Rechteck in Abb. 12). Je feiner eine Arbeit, desto höher ist der Anspruch an die Beleuchtung und desto wichtiger ist bei Tagesbeleuchtung die Orientierung des Arbeitsplatzes in Fensternähe. Reicht die Tagesbeleuchtung an einem ortsgebundenen Arbeitsplatz in der fensterfernen Zone nicht aus, so muß sie durch künstliche Beleuchtung ergänzt werden.

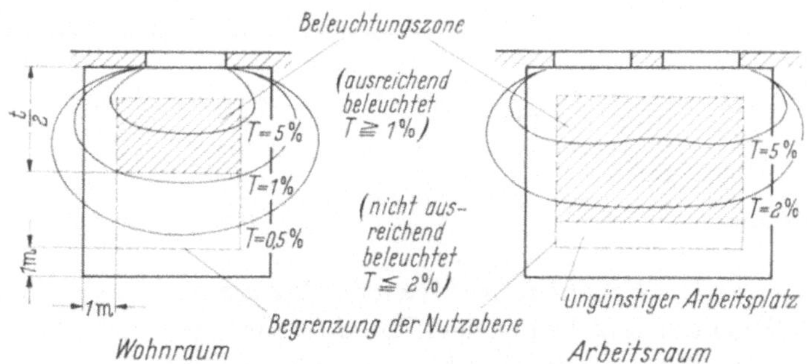

Abb. 12. Abnahme des Tageslichtquotienten mit abnehmender Entfernung vom Fenster (DIN 5034)

DIN 5035: *Innenraumbeleuchtung mit künstlichem Licht.* Leitsätze (2. Ausgabe, Juli 1953). — Der einleitende Absatz, der in gleicher Weise für Tageslicht Gültigkeit hat, sei im Wortlaut wiedergegeben:

„Die künstliche Beleuchtung muß
hygienischen Forderungen genügen,
wirtschaftlich sein und
der Raumwirkung dienen.

Nur *gute* Beleuchtung

schafft günstige Sehbedingungen,

vermindert Ermüdung der Augen,

fördert und erhält das physische und psychische Wohlbefinden und damit Lebensfreude und Lebenskraft des Menschen."

Folgende Gütegesichtspunkte stehen im Vordergrund:

1. *Eine angemessene Beleuchtungsstärke* (vgl. Tab. 7). Die Art der Ansprüche (Spalte 1) ist gegenüber dem Tageslicht (Tab. 5) noch um zwei Stufen erweitert. Jeder Raumzone ist die ihr zukommende Beleuchtungsstärke zuzuordnen. Die Relation zwischen der Art des Raumes bzw. der Arbeit und der Höhe der Ansprüche an die Beleuchtung zeigt Tab. 6. Um die erforderliche Stärke der künstlichen Beleuchtung zu ermitteln, geht man also von der Art des Raumes oder von der Art der Arbeit (grob, mittelfein, fein, sehr fein) aus, bestimmt danach die Art der Ansprüche an die Beleuchtung (Tab. 6 oder ausführliche Originaltafeln 4 bis 8 in DIN 5035) und legt demgemäß den Luxwert fest. Hierzu ist Tab. 7 unterteilt in „Allgemeinbeleuchtung allein" und „Platzbeleuchtung mit zusätzlicher Allgemeinbeleuchtung". Die höheren Werte im zweiten Fall sind erforderlich, um etwa die gleiche Sehleistung wie bei reiner Allgemeinbeleuchtung zu erreichen.

Tabelle 7. *Richtwerte für Kunstlicht-Beleuchtungsstärken bei Allgemeinbeleuchtung und bei Platzbeleuchtung (DIN 5035)*

Art der Ansprüche an die Beleuchtung	Allgemeinbeleuchtung allein Mittlere Beleuchtungsstärke Lux	Platzbeleuchtung mit zusätzlicher Allgemeinbeleuchtung	
		Platzbeleuchtung Lux	Zusätzliche Allgemeinbeleuchtung Lux
sehr gering	30	—	—
gering	60	—	—
mäßig	120	250	20
hoch	250	500	40
sehr hoch	600	1000	80
außergewöhnlich	—	4000	300

2. *Örtliche und zeitliche Gleichmäßigkeit der Beleuchtung.* Für das Verhältnis der kleinsten Beleuchtungsstärke in einem Raum*teil* zur mittleren Beleuchtungsstärke des Raumes sind Zahlenwerte festgelegt, um störende Unterschiede in der Leuchtdichte des Blickfeldes zu vermeiden. Zur Verhütung von Unfällen sollen größere Unterschiede der Leuchtdichte auch beim Durchschreiten hintereinander aufzusuchender Räume vermieden werden.

Die zeitliche Gleichmäßigkeit der Beleuchtung kann gestört sein durch Pendeln der Beleuchtungskörper in Zugluft oder Wind, zu geringe Frequenz oder Schwankungen der Netzspannung. Flimmern bei Leuchtstofflampen (störender stroboskopischer Effekt) läßt sich durch geeignete Schaltungen vermeiden.

3. *Blendungsfreiheit.* Hierzu werden im Normblatt maximale Leuchtdichtewerte (in Stilb) für Leuchten verschiedener Lichtverteilung genannt. Es möge der Hinweis genügen, daß in der Praxis noch unerwartet oft die einfachsten Maßnah-

men zur Verhütung der Blendung unterlassen werden. Dies gilt in gleicher Weise für die direkte Blendung (z. B. nackte Glühlampen und Leuchtstofflampen zwangsläufig im Blickfeld) wie für die indirekte Blendung (z. B. Reflexblendung bei metallisch glänzendem Sockel von Tischlampen oder bei spiegelnden Wandtafeln). Die Reflexblendung läßt sich in vielen Fällen durch richtiges räumliches Zuordnen von Lampe-Sehding (Werkstück, Buchseite aus Glanzpapier) — Auge sehr leicht beseitigen.

4. *Lichtfarbe*. Wenn auf naturgetreue Farbwirkung verzichtet werden kann, lassen sich durch einfarbiges Licht Kontraste und Sehschärfe steigern. Wird künstliches Licht zur *Ergänzung* der Tagesbeleuchtung eines Raumes benötigt, empfiehlt sich eine tageslichtähnliche Lichtfarbe. Auf Leuchtstofflampen mit ihrem anpassungsfähigen Farbklima bei hoher Lichtausbeute darf hingewiesen werden.

Zahlreiche Tafeln in DIN 5035, von denen Tab. 6 einen Auszug wiedergibt, erleichtern die bequeme Eingruppierung einzelner Raumgattungen (Wohn- und Aufenthaltsräume, Arbeitsräume, Unterrichtsräume, Kultur- und Versammlungsräume, Krankenräume, Verkaufsräume, Nebenräume) und verschiedener Berufsarbeiten in die sechs Kategorien der Ansprüche an die Beleuchtung.

Das Normblatt ist auf den praktischen Gebrauch abgestimmt und bietet gerade auch dem hygienisch interessierten Arzt gute Hinweise zur Prüfung und Bewertung der Innenraumbeleuchtung.

3. Schulhäuser, Turn- und Sporthallen, Wohn- und Betriebsbauten, Krankenanstalten

Auf dem Gebiet des *Schulbaus* ist im März 1960 das Normblatt **DIN 18031:** „*Hygiene im Schulbau*" erschienen. Bei der Abfassung dieser Leitsätze sollten vor allem die grundlegenden hygienischen Forderungen an die Planung und Ausführung von Schulbauten herausgestellt werden. Die Leitsätze gelten für alle Arten allgemeinbildender Schulen sowie sinngemäß für Berufsschulen und andere auf bestimmte Fachgebiete spezialisierte Schulen. Sie sollen nicht nur bei Neubauten, sondern auch bei Um- und Erweiterungsbauten Berücksichtigung finden. Zunächst werden Hinweise zur Auswahl und Gliederung des Geländes gegeben, z. B. Lage im Grünen, abseits vom Verkehrslärm und von störenden Industrieanlagen, gefahrlose und den jüngsten Schülern zumutbare Schulwege, hygienisch einwandfreier Baugrund, Schutz vor Wind und zu starker Besonnung u. ä. m.

Tabelle 8. *Flächenmaße für Schulgrundstücke und Stammklassen (DIN 18031)*

Grundstücksgröße ohne Sportgelände 25 m² je Schüler, davon

Pausenhof: mindestens 5 m² je Schüler, nicht unter 400 m²

Schulgarten: mindestens 30 m² je Klasse, nicht unter 100 m²

Sportgelände: Schulen bis zu 7 Klassen   50 m × 60 m
              alle übrigen Schulen   60 m × 90 m

Stammklassen-Grundfläche: mindesten 1,70 m² je Schüler
                          möglichst 2,00 m² je Schüler

Abstand zwischen Arbeitsplatz und Wandtafel höchstens 9 m

Unterrichtsräume. Unter weitgehender Berücksichtigung der Erfahrungen der einzelnen Bundesländer sind einige besonders wichtige *Flächenmaße* festgelegt worden (Tab. 8). Hiernach ist z. B. für 400 Kinder eine Grundstücksgröße von $400 \cdot 25 = 10\,000$ m² bzw. eine Fläche von 100×100 m erforderlich. Die Werte für die Stammklassengrundfläche tragen dem größeren Platzbedarf bei losem Gestühl Rechnung. Bei einer Frequenz von 40 Kindern ergeben sich mindestens 68 m², also bei maximal 9 m Klassenlänge 7,5 m Klassentiefe. Eine einseitige Befensterung reicht hier schon nicht mehr aus, worauf im Rahmen der Tageslichtversorgung hingewiesen wurde.

Für die Grundschuljahrgänge werden eingeschossige Bauten mit unmittelbarer Verbindung zum Unterrichtsplatz im Freien empfohlen. „Die Anzahl der Stockwerke darf 3 nicht überschreiten". Dieser kategorisch klingende Leitsatz wird bei Schulplanungen in Stadtkerngebieten auf etatmäßige Bedenken stoßen und bedarf sehr sorgfältiger Baukostenkalkulation.

Die *Orientierung der Fenster* soll folgenden Forderungen gerecht werden:

1. Im Winter höchste Sonnen-Wärmeeinstrahlung und damit geringste Heizwärmeverluste,

2. keine Blendung durch Sonneneinstrahlung am Vormittag bei Sitzordnung zur Tafel,

3. geringste Sonneneinstrahlung und beste Sonnenschutzmöglichkeit in der heißen Jahreszeit.

Weitere Bedingungen muß der *Sonnenschutz* an den Fenstern erfüllen:

4. Wärmeabschirmend in der heißen Jahreszeit,

5. geringe Beschattung der Fenster während der Heizperiode,

6. Vermeiden von Blendung durch zu helle oder reflektierende Teile vor den Fenstern,

7. keine unzulässige Beeinträchtigung des Tageslichteinfalles,

8. keine Behinderung der Lüftungsmöglichkeit mit Hilfe der Fenster.

Diese Bedingungen lassen sich durch Orientierung der Fenster nach Süden mit einer Toleranz von etwa $\pm\,15°$ erfüllen, weil die Sonnenstrahlen bei solcher Orientierung steil auf die Außenfront fallen und durch Dachüberstände oder feststehende, *außen* über den Fenstern angeordnete Blenden oder Lamellen abgefangen werden können (Abb. 13). Bei Orientierung der Fensterwände nach O oder W reichen diese Abschirmvorrichtungen wegen des flacheren Strahleneinfalles jedoch nicht mehr aus. Dann muß auf bewegliche und daher dem Verschleiß ausgesetzte Vorrichtungen in Form von Markisen oder Jalousien zurückgegriffen

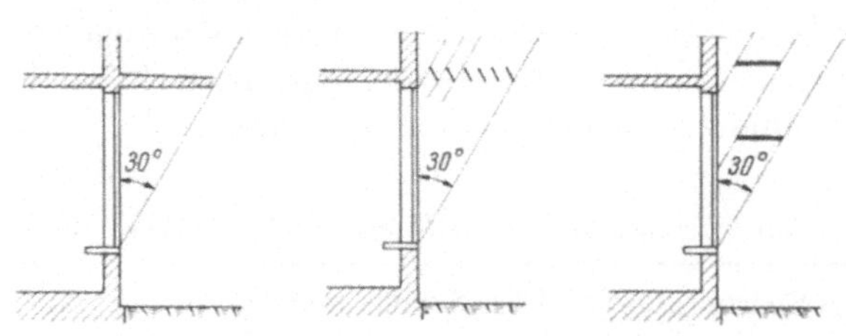

Abb. 13. Feststehende außenliegende Sonnenschutzeinrichtungen (nach d. Erläuterungen zu DIN 18022)

werden. Die Wärmeeinstrahlung im Sommer läßt sich nur durch *außen* vor den Fenstern liegende Abschattungsvorrichtungen abschirmen. Hierbei ist besonders darauf zu achten, daß die o. a. Bedingungen erfüllt bleiben.

Lüftung. In den Pausen muß eine intensive und während des Unterrichtes eine zugfreie, milde Dauerlüftung feinstufig einstellbar sein. Da Windrichtung und -stärke wechseln, ebenso die Außentemperaturen, müssen alle oder ein Teil der Fenster in jeder Öffnungsstellung, insbesondere bei kleinem Öffnungsspalt fixierbar sein. Das Normblatt fordert außerdem „die technisch und hygienisch einwandfreie Möglichkeit zur Querlüftung", wobei die Lüftung über den Luftraum des Flures, etwa durch Lüftungsklappen in der Flurwand, ausgeschlossen wird. Querlüftung bedeutet Luftdurchgang von einer Gebäudefront zur entgegengesetzten Front; die Grundrisse müssen also nach dem Schustersystem (ohne Flure) gewählt werden, oder im Flur muß eine Zwischendecke eingezogen sein, über der die Luft aus der Klasse ins Freie (oder umgekehrt) gelangt. Die Forderung der Querlüftbarkeit bedeutet daher einen nicht zu vernachlässigenden baulichen Aufwand. Die Erfahrungen mit einer zugfreien Querlüftung sind bisher recht unterschiedlich. Zweifellos gibt es eine größere Zahl von Schultagen im Jahr, an denen aus witterungsbedingten Gründen von der Querlüftung während des Unterrichtes kaum Gebrauch gemacht werden kann. Andererseits scheint sie die einzige natürliche Lüftungsart zu sein, die auch an warmen, windstillen Tagen ein angenehmes Raumklima ermöglicht.

Kann die erforderliche Lufterneuerung in Räumen mit luftabsperrenden Verdunklungseinrichtungen oder bei einer Gebäudelage in besonders ungünstigem Klima mit Hilfe natürlicher Lüftung (durch Fenster, Schächte und Türen) nicht gewährleistet werden, so fordern die Leitsätze zur Ergänzung eine „mechanische Frischluftzufuhr." Hierunter ist eine elektrische Lüftungsanlage zu verstehen, die außer einem Ventilator mit dem zugehörigen Luftverteilungsnetz mindestens ein Luftfilter und einen Lufterhitzer zur Vorwärmung der Außenluft umfaßt. Daß solche Anlagen erhebliche Investitions- und Betriebskosten erfordern, darf nicht verschwiegen werden. Nach den Leitsätzen sind im allgemeinen auch für Aulen, Chemieräume, Koch- und Waschküchen elektrische Lüftungsanlagen erforderlich. Die Luftwechselzahlen, die angeben, wie häufig der Luftinhalt der Räume innerhalb einer Stunde zu erneuern ist, werden für diese Räume mit 6 bis 10 angegeben.

Heizung. Die Heizung, im Regelfall Warmwasserheizung mit Aufstellung der Radiatoren unter den Fenstern, muß durch richtige Verteilung und Dimensionierung der Heizflächen ein *örtlich* und *zeitlich* möglichst *gleichmäßiges Warmhalten* der Raumluft *und* der Raumumschließungsflächen (Fenster, Wände, Decke, Fußboden, Möbel) gewährleisten. Die Raumlufttemperatur braucht bei Unterrichtsbeginn nur 16 bis 17° C zu betragen, weil die Wärmeabgabe der Kinder ein schnelles Hochheizen mit sich bringt, wenn man bedenkt, daß z. B. 40 Kinder 40×100 kcal je Stunde an den Raum abgeben, entsprechend einer Heizleistung von rd. $3^1/_2$ kW. Im Laufe des Unterrichts sollen 21° C nicht überschritten werden. Diese Forderung setzt ein Heizsystem voraus, das nicht zu träge arbeitet, also gut regulierbar ist. Die bisher eingebauten Ausführungsformen der Deckenheizung haben diese Bedingung nicht immer erfüllt, so daß diese Heizung an eine Reihe baulicher Voraussetzungen gebunden ist, auf die z. B. in den „Richtlinien für Heizungs-, Lüftungs- und Warmwasserbereitungsanlagen in Schulen" eingegangen wird, die vom Arbeitskreis Heizungs- und Maschinenwesen Staatlicher und Kommunaler Verwaltungen nach langjährigen Beratungen aufgestellt wurden[1]. Wichtig ist der Leitsatz, daß die Wärmeverluste der Schulräume infolge planmäßiger Fensterlüftung bei der Anordnung und Bemessung der Heizkörper berücksichtigt werden müssen. Andernfalls wird von der Fensterlüftung wegen Zugerscheinungen u. ä. m. kein hinreichender Gebrauch gemacht. Auf die erforderliche Wärmedämmung der Fußböden wurde im Rahmen der DIN 4108 näher eingegangen (S. 62).

Schallschutz. Schulgebäude sollen grundsätzlich nur in ruhigen Gegenden errichtet und in Lärm- und Ruhezonen gegliedert werden. Für den Luftschallschutz und den Trittschallschutz (vgl. S. 59) werden in den Leitsätzen Dämmzahlen für die Trennwände und Decken festgelegt. Sofern bei unvermeidbar ungünstiger Lage Verkehrs- und Betriebslärm abgeschirmt werden muß, liegen die Forderungen an die Schalldämmung der Fenster besonders hoch.

Schulmöbel. Bewegliches Gestühl in einer der Altersgruppe angemessenen, unterschiedlichen Größe hat allgemein Eingang gefunden. Es soll so ausgebildet sein, daß „gesundheitliche Schäden durch das Sitzen, insbesondere Haltungsschäden, weitgehend ausgeschlossen sind und vorzeitige Ermüdungserscheinungen nach Möglichkeit vermieden werden." Eine besondere Norm über Schulmöbel mit genaueren Angaben über Ausführungsformen und Abmessungen ist geplant.

Kleider- und Abortanlagen. Die Überkleider sollen nach Möglichkeit außerhalb der Unterrichtsräume aufgehängt werden können, damit auch nasse Kleidung gut auslüftet und trocknet, ohne daß Gerüche und Wasserdampf in die Klassenraumluft übergehen. Jedes Kind soll über einen Kleiderhaken verfügen. Bewährt hat sich die Aufhängung in Wandnischen, die gleichzeitig als Lüftungsschacht ausgebildet sind, so daß Gerüche und Feuchtigkeit über Dach ins Freie geführt werden.

Abortanlagen sollen im Gebäude verstreut liegen und z. T. vom Pausenhof her zugänglich sein. Querlüftbarkeit ist nach Möglichkeit sicherzustellen. Die häufig diskutierte Anzahl der erforderlichen Zellen und Stände wurde unter Berücksichtigung hygienischer und wirtschaftlicher Aspekte (Naßräume erfordern relativ hohe Anlagekosten!) gemäß Tab. 9 festgelegt. Auf je zwei Knabenzellen und je vier Mädchenzellen ist ein Handwaschbecken vorzusehen. Darüber hinaus wird in jedem Klassenraum ein Handwaschbecken gefordert, eine Neuerung, die nicht unerhebliche Installationskosten mit sich bringt, aber heute als hygienischer Grundsatz gilt. Außerdem sollen Seifenspender, Papierhandtücher mit Behältern zur Aufnahme gebrauchter Handtücher oder Heißlufttrockner bereitgestellt werden. Daß es bisher noch kein in jeder Hinsicht befriedigendes Verfahren zum Händetrocknen gibt, darf hier ausdrücklich festgestellt werden. Selbst dem elektrischen Händetrockner haftet der Nachteil an, daß evtl. hautreizende Seifenreste an den Händen haften bleiben

Tabelle 9. *Zahl der erforderlichen Abortanlagen in Schulen (DIN 18031)*

Abortanlagen	Zellen	Stände
Je Knabenklasse	1	2
Je Mädchenklasse	2	—
bei gemischten Klassen		
auf 50 Knaben	1	2
auf 20 Mädchen	1	—
auf 10 Lehrerinnen ...	1	—
auf 10 Lehrer	—	1
auf 25 Lehrer	1	—

---

[1] Min. Bl. NRW 1960 S. 45, dort Hinweise auf weitere Normen

oder der Heißluftstrom nicht genügend gefiltert wird, um Krankheitsübertragungen mit Sicherheit auszuschließen.

Die Leitsätze „Hygiene im Schulbau" schließen mit kurzen Hinweisen über halboffene Pausenhallen, Pausenhöfe und Freiluftunterrichtsplätze. Die Versorgung der Schulräume mit Tages- und Kunstlicht ist in DIN 18031 gebührend behandelt; sie wurde im Rahmen der DIN 5034 und DIN 5035 bereits ausführlich besprochen (vgl. S. 71 ff.).

Von weiteren Richtlinien zum Schulbau, die keinen Normen-Charakter tragen, sondern von Länderregierungen erlassen wurden, seien hier besonders erwähnt die ausführlichen und gut ausgewogenen *„Richtlinien für den Bau von Volks- Real- und Höheren Schulen für das Land Nordrhein-Westfalen"*, 1954 (Amtsbl. NW 1955, H. 2) und die *„Richtlinien für die Planung und den Bau von Berufsschulen im Lande Nordrhein-Westfalen"*, 1959 (MBl. NW. 1959, S. 2485).

DIN 18032: *Turn- und Spielhallen. Richtlinien für den Bau.* (Ausgabe Oktober 1959). — Das Normblatt enthält „Planungsgrundsätze und keine bauaufsichtlichen (baupolizeilichen) Vorschriften"! Bereits bei der Planung und beim Bau der Hallen soll den Bedürfnissen des Turnbetriebes mit genormten Geräten weitgehend Rechnung getragen werden. Die Gliederung des Normblattes entspricht ungefähr derjenigen von DIN 18031. Tab. 10 zeigt die Abmessungen der Hallen und Gymnastikräume. Das Einbeziehen eines Gymnastikraumes in das Raumprogramm ist in den „Empfehlungen für die Förderung der Leibeserziehung in Schulen" (aufgestellt von der Ständigen Konferenz der Kultusminister) für Schulen mit mehr als 12 Klassen sogar als Forderung verankert.

Die wesentlichen Angaben des Normblattes erstrecken sich auf die bauliche Ausführung der Wände, Türen und Fenster, des Fußbodens und der Decke beim Halleninnenraum sowie bei den Nebenräumen. Hierbei sind auch die Forderungen der Hygiene und des Unfallschutzes gebührend berücksichtigt. So wird z. B. verlangt, daß die Decke möglichst waagerecht und eben sein soll. Bei Gitter-Binderkonstruktionen wird eine untergehängte Decke gefordert, um das Absetzen und gelegentliche Herabfallen von Staub und Schmutz zu vermeiden. Auch für Turn-, Spiel- und Sporthallen wird Querlüftbarkeit verlangt. Hierfür soll mindestens $^1/_5$ der Fensterfläche als Lüftungsflügel ausgebildet sein. Bis zu 3,5 m über Fußboden muß in der Halle bruchsicheres Glas (Glasbausteine oder Sicherheitsglas) oder Drahtgitter-Schutz vorgesehen werden. Die Stirnwände sollen fensterlos sein. Wandbefestigungen für Klettertaue und dergl. müssen bündig mit der Wand abschließen, transportable Wandgeräte bei Nichtbenutzung bündig mit der Wand eingestellt werden können.

In einer ausführlichen Übersicht sind die Mindestforderungen über die Größe der Geräte- und Umkleideräume, über die Anzahl und Größe der Wasch- und Duschräume, der Aborte und Lehrerzimmer zusammengestellt. (Tab. 11). Für den Fußboden in Umkleideräumen können Bahnenbeläge aus Linoleum, Gummi oder Kunststoff, Plattenbeläge oder gegossene Böden gewählt werden. Holzroste sind abzulehnen, da sie der Übertragung von Fußpilzen Vorschub leisten. Als Wärmeschutz für die Füße werden Kunststoffroste empfohlen. In Wasch- und Duschräumen werden Nockenfliesen oder ein Belag gleicher Rutschsicherheit gefordert. „Es empfiehlt sich, die Wand mindestens bis zu einer Höhe von 2 m (Reichhöhe) mit keramischem oder anderem gleichwertigem Material zu bekleiden sowie Haken

Tabelle 10. *Abmessungen von Turn-, Spiel- und Sporthallen (DIN 18032)*

Hallenart	Lichte Maße m	Nutzfläche m²	Spielmöglichkeiten
Kleine Turnhalle	10 × 18 × 5,5	180	Kleine Hallenspiele Tischtennis Badminton Volleyball (behelfsmäßig)
Mittlere Turnhalle	12 × 24 × 5,55	288	Kleine Hallenspiele Tischtennis Badminton Volleyball Basketball (behelfsmäßig)
	14 × 28 × 5,55	392	Kleine Hallenspiele Tischtennis Badminton Volleyball Basketball
Große Turnhalle	18 × 30 × 6	540	Kleine Hallenspiele Tischtennis Badminton Volleyball Basketball Handball (behelfsmäßig)
	18 × 33 × 6	594	Kleine Hallenspiele Tischtennis Badminton Volleyball Basketball Handball Tennis (behelfsmäßig)
Spiel- und Sporthalle	21 × 42 × 7 und mehr	882	Kleine Hallenspiele Tischtennis Badminton Volleyball Basketball Handball Tennis Rollhockey Roll-Kunstlauf
Gymnastikraum	9 × 9 × 4 9 × 12 × 4	81 108	Tischtennis
	15 × 15 × 4 15 × 18 × 4	225 270	Tischtennis Volleyball (behelfsmäßig) Badminton (behelfsmäßig)

für Handtücher und Turnbekleidung mit darüber angebrachten Ablegeflächen für Seife und Seifendosen möglichst aus dem gleichen Werkstoff vorzusehen."

„Um die Waschräume, Duschräume und ggf. die Umkleideräume und Aborte ausreichend *lüften* zu können, ist eine zusätzliche Lüftungs*anlage* erforderlich",

Tabelle 11. *Mindestforderungen für Nebenräume von Turnhallen (DIN 18032)*

Hallenart	Geräteraum Fläche m²	Kleingeräteraum Fläche m²	Umkleideräume		Wasch- und Duschräume				Aborte			Lehrerzimmer	
							Installation		Männer		Frauen		
			An-zahl	Fläche je Raum m²	An-zahl	Fläche je Raum m²	Du-schen	Zapfstelle für Hand- und Fuß-waschen	Spül-aborte	Stände	Spül-aborte	An-zahl	Fläche je Raum m²
Kleine Turnhalle	40	—	1	20	1	15 bis 20	10	10	1	1	2	1	9
Mittlere Turnhalle	48	—	2	20 bis 30	2	15' bis 25	10 bis 12	10 bis 12	1 bis 2	2	2 bis 3	1 bis 2	9
Große Turnhalle	72	—	2	20 bis 30	2	20 bis 25	12	12 bis 15	1 bis 2	2	2 bis 3	2	9
Spiel- und Sporthalle	84	—	4	20 bis 30	2	20 bis 30	12 bis 15	15	1 bis 2	3	2 bis 4	2	9
Gymnastik-raum	—	10	1	20	1	15 bis 20	10	10	1	1	2	1	9
	—	10	1	25	1	15 bis 20	12	12	1	1	2	1	9

womit offenbar auf eine elektrisch betriebene Ventilatoranlage mit Luftfilter und -erhitzer abgezielt ist.

Das *Heizsystem* muß das Erwärmen des Fußbodens gewährleisten. Hierzu werden Luftheizungen und Deckenheizungen empfohlen.

Auf die Versorgung mit Tages- und Kunstlicht wurde gesondert eingegangen (S. 70).

DIN 18022: *Küche und Bad im Wohnungsbau. Planungsgrundlagen.* (Ausgabe August 1957). — Obwohl sich dieses Normblatt dem Titel nach nur auf den Wohnungsbau bezieht, wird es hier als typisches Beispiel für die vielfältigen Aufgaben der Normung mit ihren weitreichenden Folgen nicht nur in der Bauwirtschaft und seinen Nebengewerben, sondern auch auf dem Gebiet der *Gesundheitstechnik* und der *Wohnungshygiene* erläutert.

Küche und Bad werden im Wohnungsbau ebenso wie im Krankenhaus- und Schulbau häufig „Naßräume" genannt, wobei die Bezeichnung „naß" nicht nur auf die Wasser- und Abwasserinstallation hinweisen sollte, sondern daran erinnern möge, daß beim Kochen und Baden Kochdünste und Wasserdampf anfallen und in die Raumluft sowie auf Decke, Wände und Fußboden übergehen. Die Größe der Räume, das Wasserdampfaufnahmevermögen der Wände und die Möglichkeit einer angemessenen Lufterneuerung sind entscheidende Kriterien für den hygienischen Wohn- und Nutzungswert dieser Raumgattung. Hinzu kommt bei der Grundrißgestaltung und Möblierung der Küche die Berücksichtigung neuer arbeitsphysiologischer Erkenntnisse.

Küche und Bad erfordern zur Erfüllung ihrer fest umrissenen Funktionen besondere technische Einrichtungen, welche die Kosten für den Bau und die praktische Ausnutzung erheblich beeinflussen. Das Normblatt bezweckt daher die Vereinheitlichung beim Bau und bei der Ausstattung von Küche und Bad, um einen hohen Nutzungswert, günstige Bau- und Einrichtungskosten und — nicht zuletzt — einen wohnhygienisch einwandfreien Betrieb zu ermöglichen. Daß trotz solcher Maßnahmen beim Bau und bei der Einrichtung die angedeuteten Absichten in einzelnen Fällen infolge unvernünftiger, unüberlegter Betriebsweise oder Wohngepflogenheiten zunichte gemacht werden, kann kein Grund sein, vom Leitseil einer gut durchdachten Norm abzugehen.

Die in DIN 18022 gegebene Definition der verschiedenen Küchenarten im Wohnungsbau ist ein Musterbeispiel für die bedeutsame Festlegung von eindeutigen Begriffen in einer Norm. Es werden Arbeitsküchen, Eßküchen und Wohnküchen unterschieden.

„*Arbeitsküchen* sind selbständige Räume, in denen alle Küchenarbeiten verrichtet werden können. Sie müssen durch ein ins Freie führendes Fenster beleuchtet und belüftet, in der Regel beheizbar und durch eine Tür vom Vorraum (Flur) oder vom Wohnraum (Eßplatz) zugänglich und abgetrennt sein. Mit einem angrenzenden Wohnraum (Eßplatz) können sie auch durch eine verschließbare Durchreiche verbunden sein. Arbeitsküchen, die nur vom Wohnraum (Eßplatz) durch eine Tür zugänglich und abgetrennt sind, werden als *Kochabteile* bezeichnet.

Eßküchen sind Arbeitsküchen, die nur um den Raum für einen Eßplatz erweitert sind. Eßküchen machen weder den Wohnraum entbehrlich, noch sind sie als Wohnküchen zu betrachten.

Wohnküchen sind Räume, die um einen für Küchenarbeiten erforderlichen Raumteil erweitert sind. Dieser wird als Kochnische bezeichnet, wenn er vom eigentlichen Wohnraum gegen Sicht abgetrennt werden kann. Auch dann müssen in der Regel Schrankraum und ein Tisch für Küchenarbeiten im Wohnraum zusätzlich verfügbar sein."

In zahlreichen Tabellen und Skizzen werden nicht nur die Raumbedarfsmaße der Einrichtungsteile (Herd, Spül- und Ausgußbecken, Arbeits- und Abstellplatten, Schränke, Steckdosen, Badewanne, Waschbecken u. ä. m.) angegeben, sondern auch die jeweils erforderlichen „Bewegungsflächen" und gegenseitigen Abstände. Als Beispiel zeigen Tab. 12 und Abb. 14 die Raumbedarfsmaße für Waschbecken und Wannen. „Die Trennung von Bad und Spülabort mit der Möglichkeit unabhängiger Benutzung ist anzustreben. In diesem Falle muß in oder vor dem

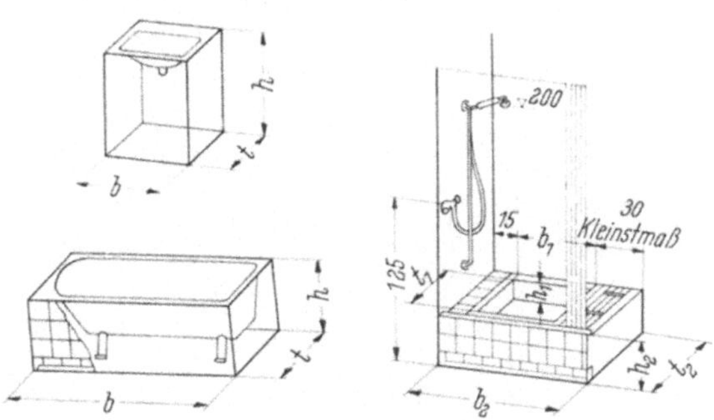

Abb. 14. Waschbecken, Bade- und Duschwannen
(DIN 18022)

Tabelle 12. *Raumbedarfsmaße* [cm] *für Waschbecken und Wannen (DIN 18022)*

Nr.	Art	b	t	h
1.	**Waschbecken**			
1.1	Waschbecken	65	50	80
1.2		55	50	80
1.3	Handwaschbecken.................	35 bis 45	25 bis 30	80
2.	**Badewanne**			
2.1	Einbau- oder Freistehwanne	170	75	65
2.2	(DIN 4470, 4471)	160	70	65
3.	**Duschwanne mit flachem oder profiliertem Rand und Brausetasse**			
3.1	Größe 80 × 80	$b_1 = 80$ $b_2 = 125$	$t_1 = 80$ $t_2 = 85$	$h_1 = 20$ $h_2 = 40$
3.2	Größe 90 × 90	$b_1 = 90$ $b_2 = 135$	$t_1 = 90$ $t_2 = 95$	$h_1 = 20$ $h_2 = 40$

Abortraum ein Handwaschbecken angeordnet sein." Es genügt ein kleines Waschbecken gemäß Nr. 1.3 in Abb. 14, während in allen übrigen Fällen die größeren Typen verwendet werden sollen. Die Norm unterstützt also auch hier unmittelbar *die hygienischen Forderungen.*

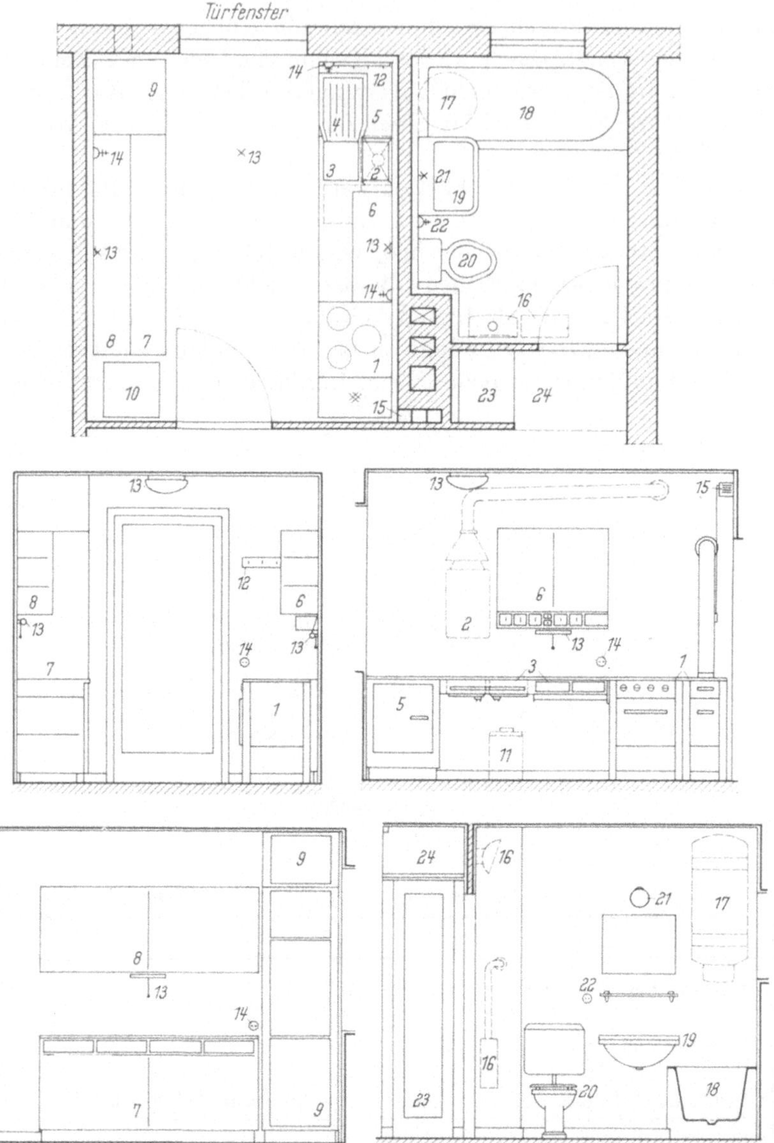

Abb. 15. Arbeitsküche mit zweizeiliger Einrichtung und benachbart liegendem Bad. Grundriß sowie Ansichten auf drei Küchenwände und eine Badezimmerwand (DIN 18022)

Ausstattung und Einrichtung

Küche: 1 Elektro- oder Gas-Herd mit Backofen und zusätzlichem Dauerbrand-Kohlenbeistellherd rechts — zgl. zur Raumheizung; *2* Durchlauf-Gaswasserheizer, zgl. zur Versorgung von Wanne und Waschbecken im Bad, wenn nicht Elektroversorgung nach 17; *3* Doppelspülbecken mit rechts angearbeiteter Arbeitsplatte, zgl. Platz für Arbeiten im Sitzen; *4* Abtropfbrett oder -Korb, beweglich; *5* Tischkühlschrank; *6* Oberschrank mit Schüttensatz für Zubereitungs-Geschirr, -Geräte und Lebensmittel; *7* Arbeitstisch auf Unterschrank für Geschirr und Gerät; *8* Oberschrank für Geschirr und Gerät; *9* Speisenschrank ohne Einbau-Kühlschrank; *10* Sitzgelegenheit; *11* Abfall- und Wassereimer; *12* Hand- und Geschirr-Tücher; *13* Leuchte; *14* Schutzkontakt-Steckdose; *15* Wrasenabzug, Lüftungsflügel. — *Bad: 16* Gas-Wandheizofen oder Elektro-Wandstrahler; *17* Elektro-Zweikreisspeicher, sofern nicht Gasversorgung nach 2; *18* Badewanne; *19* Waschbecken; *20* Flachspül-, Tiefspül- oder Absauge-Abort mit tiefhängendem Spülkasten; *21* Leuchte; *22* Schutzkontakt-Steckdose; *23* Besenschrank; *24* Hängeboden als Abstellgelaß. — Bewegungsflächen und Abstände nach DIN 18022, Abschn. 7.10

Ausführliche Hinweise über die Ausstattung und Zuordnung der Einrichtungsteile berücksichtigen auch weitgehend neuere arbeitsphysiologische Erkenntnisse. Von den bildlichen Darstellungen der „Erläuterungen zu DIN 18022", 2. Auflage, 1958, zeigt Abb. 15 eine Arbeitsküche. Die gut überlegte und richtig angeordnete Ausstattung geht aus der beigefügten Erläuterung hervor. Wichtig ist für den bequemen Arbeitsablauf in der Küche die aus Abb. 15 ersichtliche Reihenfolge der Einrichtungsteile (an der „Installationswand" v. l. n. r.): Abtropfbrett 4, darunter Tischkühlschrank 5, Doppelspülbecken 3, darüber Gaswasserheizer 2, der auch Waschbecken und Wanne im Bad versorgt (beim Elektrohaushalt dient der hierzu im Bad installierte Elektrospeicher 17), Oberschrank 6, Elektro- oder Gasherd 0 mit Herdteil.

Auf die Beleuchtung wurde an anderer Stelle eingegangen (vgl. S. 70). Erwähnt sei hier aber, daß zum Anschluß von elektrischen Kleingeräten aus Sicherheitsgründen *nur Schutzkontakt-Steckdosen* zulässig sind. Schuko-Dosen und Schalter dürfen nach **DIN 18015** *(Elektrische Anlagen im Wohnungsbau)* von der Badewanne aus nicht erreichbar sein!

Für eine zugfreie, regelbare *Lüftung* der Küchen wird außer einem Lüftungsflügel im Fenster ein über First geführtes Wrasenrohr gefordert (Z. 15 in Abb. 16). Erfahrungsgemäß können Wrasenrohre zwar nicht plötzlich in großer Menge anfallende Kochgerüche und -dünste beseitigen; sie führen jedoch allmählich über Nacht die Feuchtigkeit wieder ab, die während des Kochbetriebes an die Luft und den Putz der Wände und der Decke übergegangen war. Sie tragen also zur wohnungshygienisch notwendigen Trockenhaltung des Raumes bei.

Im Bad wird ein „besonders zugdicht" schließendes Fenster verlangt, das auch ausreichenden Wärmeschutz bietet, also z. B. ein Doppelfenster oder ein Verbundfenster (2 Scheiben in gemeinsamem Rahmen). Andernfalls wäre auch die Anordnung der Badewanne unter dem Fenster (Abb. 15) nicht vertretbar.

Die von den Architekten propagierten *Bäder* und *Spülaborte ohne* ein ins Freie führendes *Fenster* müssen ein baubehördlich zugelassenes natürliches oder ein elektromechanisches Lüftungssystem haben. Jedoch ist im Wohnungsbau ein befensterter Abort/Baderaum einem fensterlosen aus hygienischen Gründen vorzuziehen. **DIN 18017** (Blatt 1: *Lüftung von Bädern und Spülaborten ohne Außenfenster durch Schächte und Kanäle, ohne Motorkraft; Einzelschachtanlagen* [März 1960] und Blatt 2: *Lüftung von Bädern und Spülaborten ohne Außenfenster durch Schächte und Kanäle, ohne Motorkraft; Sammelschachtanlagen* [Vornorm April 1960]) gibt zwar Hinweise für die bauliche Ausführung. Die Erfahrungen sind aber bisher recht unterschiedlich, so daß die Bauordnungsämter der Bundesländer diese Norm nicht ohne Vorbehalte anerkennen. Besondere Schwierigkeiten ergeben sich, wenn in solchen fensterlosen Räumen Gasfeuerstätten Aufstellung finden.

Im übrigen sind für den Anschluß, die Aufstellung und Abgasabführung häuslicher Gasfeuerstätten die vom Deutschen Verein von Gas- und Wasserfachmännern herausgegebenen „*Technischen Vorschriften und Richtlinien für die Einrichtung und Unterhaltung von Niederdruckgasanlagen in Gebäuden und Grundstücken* (DVGW-TVR Gas 1950)" maßgebend. Sie gelten als anerkannte Regeln der Technik, auch im Sinne der Bauordnungen, und tragen erheblich dazu bei, die mit dem Betrieb von Gasfeuerstätten und -geräten verbundenen Kohlenmonoxydgefahren zu bannen.

Für die elektrischen Anlagen im Haushalt gilt

DIN 18015: *Elektrische Anlagen im Wohnungsbau* (Ausgabe Mai 1955). Blatt 1: Richtlinien für Planung und Ausführung; Blatt 2: Lichtauslässe (Brennstellen, Schalter, Steckdosen, Herdanschlußdose). — Die Beachtung dieser Norm, auf die hier nicht näher eingegangen werden soll, ist wichtig zur Vermeidung elektrischer Unfälle, besonders in Naßräumen (Schukodosen!).

DIN 18228: *Gesundheitstechnische Anlagen in Industriebauten.* „Gesundheitstechnische Anlagen dienen der persönlichen Hygiene der Belegschaft." Die endgültige Fassung von DIN 18228 hat folgende Unterteilung:

1. Gliederung (Ausg. Oktober 1960)
2. Abortanlagen (Ausg. November 1960)
3. Umkleide- und Reinigungsanlagen (Entwurf April 1958)
4. Sonderanlagen: Trockenräume, Entstaubungskammern, Desinfektionsräume, Sanitätsräume, Inhalatorien, Bestrahlungsgänge (In Vorbereitung)
5. Kauenanlagen (In Vorbereitung).

Die Richtlinien gelten für alle produktionsgebundenen Anlagen der Industrie. Es wird unterschieden zwischen Betrieben, in denen der Arbeits*ablauf* hygienische Maßnahmen zur Folge hat und solche, in denen das Arbeits*erzeugnis* hygienische Maßnahmen erfordert. In der ersten Gruppe wird weiter unterteilt in wenig — mäßig — stark schmutzende Betriebe, in heiße, feuchte, staubige, Giftstoffe verarbeitende, Keimträger verbreitende Betriebe, wobei jeweils Beispiele angeführt sind. Die Zahl der erforderlichen Waschstellen und Brausen wird danach gestaffelt (Tab. 12, S. 83). Festgelegt werden ferner Abmessungen, Ausstattung und Anzahl der Abortzellen und -stände (Tab. 13 und Abb. 16). Die Mindestraumhöhe beträgt bei Anlagen bis zu 4 Sitzen 2,20 m.

Tabelle 13. *Zahl der erforderlichen Waschstellen und Brausen in Abhängigkeit von der Betriebsart (DIN 18228)*

Betriebsart	Anzahl der Benutzer je		
	Waschstelle	Brause	Wanne
wenig schmutzend	10	100	—
mäßig schmutzend	7	33	—
stark schmutzend .... feucht	7	10	—
heiß .... feucht, stark schmutzend..... staubig	7	12	33
giftgefährdet .... keimgefährdet	8	8	17
geruchsbelästigend .... Nahrungs- und Genußmittel . steril und pharmazeutisch ...	8	10	10

Um ausreichende Tagesbelichtung zu erreichen, soll die Fensterfläche mindestens $1/12$ der Bodenfläche betragen. Sofern einwandfreie Lüftung gewährleistet ist, genügt in Sonderfällen ausschließlich künstliche Beleuchtung. Der stündliche Luftwechsel in den Abortanlagen soll zwischen 5 und 10 liegen und bei künstlicher Lüftung 50 m³ je Stunde und Sitz betragen.

Für Umkleide- und Reinigungsanlagen werden Hinweise zur Wasserversorgung und Lüftung sowie zur Bauausführung (Trennwände, Bodenabläufe u. ä. m.) gegeben. Die wichtigsten Abmessungen für Wasch-, Brause und Badeanlagen unter Berücksichtigung der erforderlichen Bewegungsflächen bei Schichtende zeigt Abb. 17. Als Fußbodenabdeckung dürfen für Waschanlagen keine organischen Stoffe (Holzroste) verwandt werden. In jedem Waschraum ist 1 Trinksprudel vorzusehen, in Arbeitsräumen auf je 100 Arbeiter 1 Sprudel.

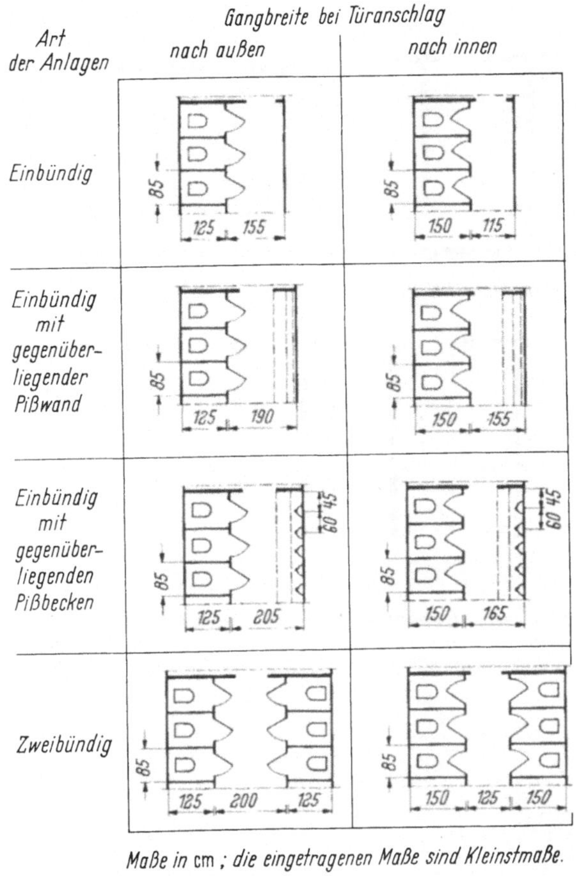

Abb. 16. Grundrißabmessungen für Abortanlagen in Industriebauten (DIN 18228)

Tabelle 14. *Zahl der erforderlichen Abortanlagen in Industriebauten (DIN 18228)*

Männer			Frauen	
Personenzahl	Zahl der Becken	Zahl der Pißstände	Personenzahl	Zahl der Becken
1 bis 10	1		1 bis 10	1
11 bis 25	2	auf je 1 Abortbecken ist je 1 Pißstand anzuordnen	11 bis 20	2
26 bis 100	je weitere 25 Personen 1 Becken mehr		21 bis 80	je weitere 15 Personen 1 Becken mehr
über 100	je weitere 30 Personen 1 Becken mehr		über 80	je weitere 20 Personen 1 Becken mehr

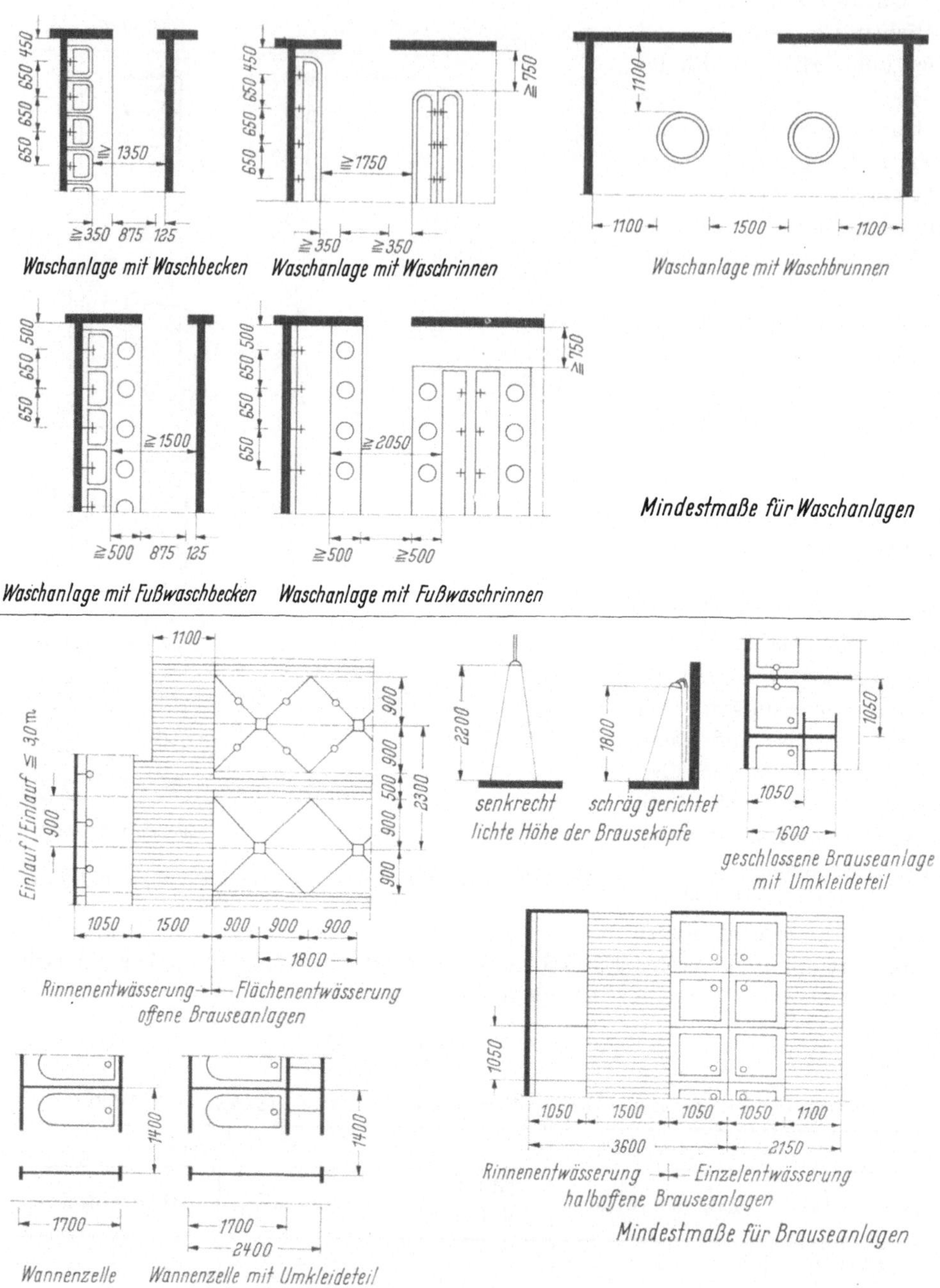

Abb. 17. Mindestmaße für Wasch-, Brause- und Badeanlagen (DIN 18228)

Krankenhausnormen

Im Rahmen des Krankenhauswesens wurden bisher vorzugsweise medizinische Instrumente, Verbandstoffe, Kurvenblätter, Vordrucke und Krankenhausmöbel genormt. Die letzte Gruppe (**DIN 13001 bis 13045,** früher FANOK 1 bis 45) enthält im wesentlichen nur die Abmessungen von Krankenbetten für Säuglinge, Kinder, Jugendliche, Erwachsene, unruhige Kranke und Personal, Matratzen, Nachttische u. ä. m. Diese Angaben haben auch für den Krankenhausbau Bedeutung, weil die Abmessungen der Betten, Nachttische usw. einschließlich der erforderlichen Verkehrsflächen Ausgangswerte für die Zimmer- und Flurgrundrisse sind. Für die Praxis des Gesundheitsdienstes dürfte es zweckmäßig sein, in diesem Zusammenhang auf die Krankenhausbauvorschriften einzugehen.

Krankenhausbauvorschriften

Krankenhausbauvorschriften sind nicht in der Form von DIN-Blättern erschienen, sondern als Polizeiverordnungen. Die Grundlage bildeten die *„Vorschriften über Anlage, Bau und Einrichtung von Kranken-, Heil- und Pflegeanstalten sowie von Entbindungsanstalten und Säuglingsheimen"* nach dem Erlaß des Preußischen Ministeriums des Innern vom 8. Juli 1911 bzw. die darauf aufbauende Neufassung des Preuß. Min. f. Volkswohlfahrt vom 30. 3. 1920. Etwa 30 Jahre später wurde auf Länderebene die notwendige Überarbeitung und wesentliche Ergänzung durchgeführt.

1. PolVO über Anlage, Bau und Einrichtung von Krankenhäusern für Nordrhein-Westfalen vom 12. August 1953 (GVBl. S. 335)

2. PolVO über Anlage, Bau und Einrichtung von Krankenanstalten für das Land Berlin vom 11. September 1954 (GVBl. S. 581)

3. Richtlinien über Anlage, Bau und Einrichtung von Krankenanstalten für das Land Hessen vom 4. 10. 1956 (Staatsanz. S. 1132)

Die folgenden Ausführungen beziehen sich im wesentlichen auf die Berliner Krankenhausbauvorschriften. Die unter 1) und 3) genannten Vorschriften bzw. Richtlinien weichen i. a. nicht erheblich ab oder sind z. T. weniger ausführlich.

Die Vorschriften gelten für den Neu-, Um- und Erweiterungsbau öffentlicher, frei-gemeinnütziger und privater Allgemeiner Krankenhäuser, Spezialkrankenhäuser aller Art sowie für Irrenanstalten, Heil- und Pflegeanstalten, Hospitäler und Säuglingsheime.

Gesamtanlage und Raumbedarf. Für die Auswahl des Geländes wird eine Lage vorgeschrieben, die „Beeinträchtigungen aus der Umgebung infolge Geruch, Lärm, Rauch, Staub oder aus sonstigen Gründen ausschaltet." Die Berliner Verordnung verbietet die Einrichtung und den Betrieb von Krankenanstalten in Gegenden mit einem durchschnittlichen Lautstärkepegel von mehr als 30 Phon. Die Festlegung einer solchen Phon-Zahl sollte eine klare und nachprüfbare Grenze für den zumutbaren Lärmpegel geben. Heute, etwa zehn Jahre nach Festsetzung dieser Zahl, läßt sich im Großstadtgebiet infolge des ständig zunehmenden Straßenverkehrslärmes kaum mehr ein Fleck nachweisen, der dieser Bedingung entspricht. Bei einer Neufassung dieses Absatzes wird man unterscheiden müssen zwischen

a) einem Grundpegel, der aus einer nicht mehr unterscheidbaren größeren Anzahl von Geräuschquellen in der Umgebung der Krankenanstalt resultiert und über längere Zeitdauer gleichbleibt und

b) gelegentlichen Spitzen- und Einzelgeräuschen gegenüber dem Grundpegel.

Demnach würde heute folgende Fassung zu empfehlen sein: „Die Errichtung und der Betrieb von Krankenanstalten soll sich auf Gegenden beschränken, in denen der Grundpegel am Tage höchstens 40 DIN-Phon, nachts höchstens 35 DIN-Phon beträgt. In Anstalten mit Freiliegekuren sollen diese Werte um mindestens 5 Phon niedriger liegen."

Tabelle 15. *Flächenbedarf für Krankenhausbauten*

	Preußen		Nordrhein-Westfalen	West-Berlin	Hessen
	1911	1920	1953	1954	1956
Grundstücksfläche in m² je Bett	100	75	75	65	75
davon Gartenfläche in m² je Bett	10		10	10	—
Gebäudeabstand in m					
Krankenzimmer............	20	14	2fache Haushöhe - jedoch mind. 15 m		
übrige Räume	10	9	1,5fache Haushöhe - jedoch mind. 10 m		
Mindestraumhöhe in m	3,35 bis 3,5		3,0		3,0
Krankenzimmerfläche in m² je Bett					
1-Bettzimmer........	10		9	10	10
2-Bettzimmer........			7,5	8	8
3-Bettzimmer........			7	7,5	7,5
4 — 6-Bettzimmer........	7,5		6,5	7	6,5
7 — 10-Bettzimmer........			6,5	—	—
11 — 30-Bettensaal			—	—	—
Krankenflurbreite in m	1,80		2,02		2,20

Über die geforderte Größe des Geländes einschließlich Bebauung des Erholungsplatzes, der Gebäude-Mindestabstände, Zimmergrundflächen u. ä. m. gibt Tabelle 15 eine vergleichende Übersicht. In einem Ausführungsbeispiel sind die hieraus abgeleiteten Grundrißformen für 2-, 3-, 4- und 6-Bettzimmer dargestellt (Abb. 18). In einseitig befensterten Räumen dürfen höchstens 3 Betten hintereinander aufgestellt werden. Als Fensterorientierung wird O — S — SW für mindestens 85% der Krankenzimmer gefordert. Nordlage ist unzulässig. Die Fensterfläche soll mindestens $^1/_5$ der Bodenfläche betragen (vgl. hierzu S. 71). Umschlossene Höfe sind in Berlin nicht verboten, doch dürfen keine Krankenzimmerfenster dorthin führen.

Die Zahl der Tagesräume, Schwesterdienstzimmer und ärztlichen Untersuchungszimmer ist festgelegt. Mindestens je 1 Raum für septische und aseptische Operationen werden verlangt. Röntgenräume und Dunkelkammern „müssen durch unmittelbar ins Freie führende Fenster belichtet sowie be- und entlüftet werden *können.*" Hierzu sei bemerkt, daß man bei längerer Benutzung solcher Räume ohne eine (elektrische) Lüftungsanlage nicht auskommt; dann dürfte aber die Fensterlüftung entbehrlich sein.

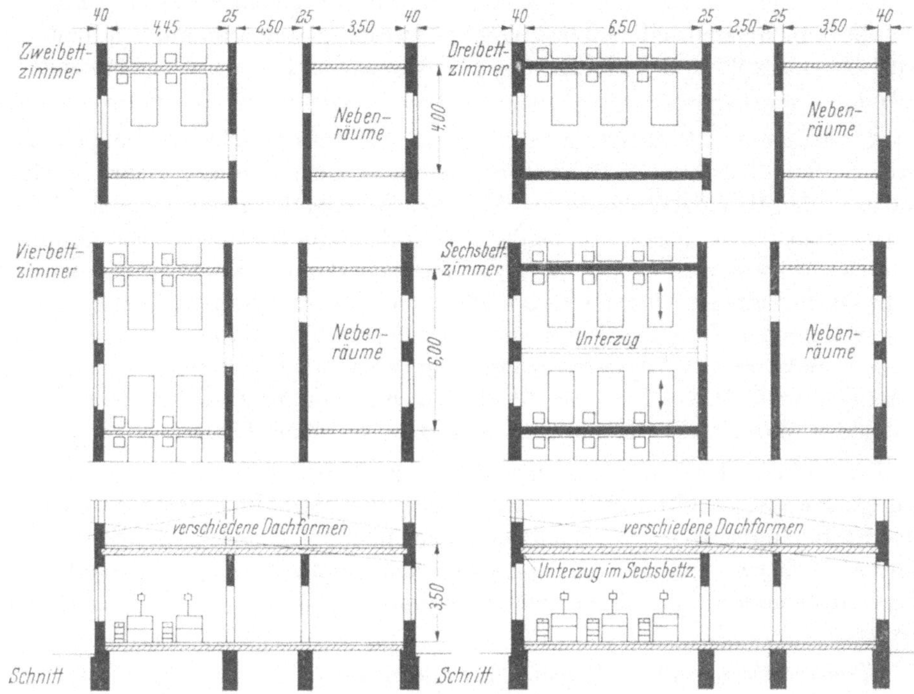

Abb. 18. Krankenzimmergrundrisse (unter Berücksichtigung der Krankenhausbauvorschriften)

Für Bäder und Aborte gelten folgende Richtzahlen:

1 Wannenbadeinrichtung für je 25 Krankenbetten,
1 Abortsitz für je 15 Betten der Männerabteilung
　　　und je 10 Betten der Frauenabteilung,
1 Stand für je 10 Betten der Männerabteilung.

Die Vorräume, deren Luftraum mit den Aborträumen keine unmittelbare Verbindung haben soll, müssen heizbar sein und, ebenso wie die Aborträume, ins Freie führende Fenster haben. Bei Vorräumen kann anstelle des Fensters eine elektrische Lüftungsanlage treten. Fensterlose Innenaborte (DIN 18017, vgl. S. 85) sind also nicht zugelassen. Nur in Nordrhein-Westfalen ist für Aborte mit 1 Zelle Lüftung mittels eines Zuluft- und eines Abluftschachtes festgelegten Querschnittes anstelle der Fensterlüftung gestattet. Eine Lockerung dieser Bestimmung und Zulassung einer elektrischen Lüftung auch für die Aborte dürfte im Hinblick auf inzwischen gesammelte Erfahrungen in gleichartig liegenden Fällen vertretbar sein.

Flure sollen mindestens 2,20 m, die Krankenzimmertüren mindestens 1,20 m breit sein, um mit fahrbaren Betten bequem wenden und einschwenken zu können. Die zulässige Steigung der Treppen und ihre Breite, ebenso wie die der Podeste, sind festgelegt. Bettenaufzüge müssen so eingerichtet sein, daß die Betten in Richtung ihrer Längsachse eingefahren werden können. Hierdurch ist zwar das früher beim Quereinfahren mitunter beobachtete Kippen des fahrbaren Bettes vermieden; die nach dem Öffnen der Fahrstuhlschachttür notwendige Kontrolle, ob die Kabine im gleichen Stockwerk steht, wird aber keineswegs erleichtert! — Für Lasten, Speisen und unreine Wäsche werden gesonderte Aufzüge bzw. Abwurfschächte gefordert und Hinweise zur Abwaschbarkeit der Schachtwände gegeben.

Ausstattung und technische Einrichtungen. Alle *Fenster* sollen als Doppelfenster bzw. Verbundfenster ausgeführt werden, um Lärmeinfall und Wärmeverluste während der Heizperiode zu vermeiden. Krankenzimmerfenster müssen Einrichtungen zum Schutz gegen übermäßigen Tageslicht- und Sonnenwärmeeinfall haben. Der Abstand zwischen Decke und Fensteroberkante (Fenstersturz) soll höchstens 50 cm betragen, um die verbrauchte, feuchtwarme Raumluft besser entfernen zu können und um viel Tageslicht für die fensterferne Raumzone zu gewinnen. Fenster und Türen dürfen keine Profilierung haben, um die Staubabsetzung einzuschränken und die Reinigung zu erleichtern. Aus dem gleichen Grunde sollen die Fußböden über eine Hohlkehle ohne Absatz in die Wand übergehen.

Zur *Heizung* der Krankenzimmer dienen im Regelfall Warmwasserradiatoren mit glatter, leicht abwaschbarer Oberfläche. Bei Strahlungsheizung sollen die Oberflächentemperaturen an der Decke nicht über $35°\,$C, bei Wandheizung nicht über $45°\,$C liegen. Auf eine von der Winterheizung unabhängige Sommerheizung für Operationstrakt, Kreißsäle, Säuglingszimmer u. ä. wird ausdrücklich hingewiesen.

„Fensterlüftung gilt als Regelfall für alle Krankenzimmer." Falls Operationsräume eine Lüftungs- oder Klimaanlage erhalten, muß sie geräuscharm und zugfrei arbeiten; zwei Bedingungen, die leider noch nicht befriedigend erfüllt zu werden pflegen, so daß auch heute noch manche Chirurgen die intermittierende Fensterlüftung vorziehen.

Schutzkontakt-Steckdosen (Schuko-Dosen) sind nach den Vorschriften des Verbandes Deutscher Elektrotechniker (VDE) „in ärztlichen, zahnärztlichen und tierärztlichen Ordinationsräumen, sowie in *sämtlichen* Räumen von Krankenhäusern" erforderlich. Diese Bestimmung ist maßgebend, auch wenn in den Krankenhausbauvorschriften nicht so weitgehende Forderungen erhoben werden.

Die Maßnahmen zur hygienisch einwandfreien Wasserversorgung und Abwasserbeseitigung in Krankenanstalten sind an anderer Stelle ausführlich besprochen worden (vgl. S. 45 ff.).

Ergänzende Vorschriften erstrecken sich auf:

Krankenhäuser und Abteilungen für Infektionskranke,
Krankenhäuser und Abteilungen für Tuberkulosekranke,
Kinderkrankenhäuser und -Abteilungen,
Anstalten für Nerven- und Geisteskranke,
Anstalten für chronisch Kranke (Hospitäler),
Krüppelanstalten und -heime,
Entbindungsanstalten und Säuglingsheime.

Die Vorschriften beziehen sich u. a. auf die Trennung der Infektionsstationen von den übrigen Abteilungen, auf die Gliederung in reine und unreine Seite, die Bade- und Desinfektionseinrichtungen für die Kranken und das Personal. In den Tuberkuloseabteilungen werden überdachte Terrassen, Balkone, Dachgärten oder Liegehallen für Freiliegekuren gefordert.

Bei der Planung von Kinderkrankenhäusern muß die Trennung von Säuglingen, kleineren und größeren Kindern berücksichtigt werden. Mindestraumhöhe 3 m. Bodenfläche je Bett

in Einbettzimmern	8 m²
in Zwei-, Drei- und Vierbettzimmern	6 m²
in Fünf- bis Achtbettzimmern (Höchstzahl)	5 m².

Fenster und Türen sind hier, wie auch in Anstalten für Geisteskranke, gegen unbefugtes Öffnen zu sichern. Ähnliches gilt für Heizkörper, Lichtschalter und Steckdosen.

In Entbindungsanstalten sind in Räumen für 1 Wöchnerin mit Kind mindestens 12 m², in Räumen für mehrere Wöchnerinnen mindestens 9 m² Bodenfläche je Wöchnerin vorzusehen. In Räumen für Säuglinge sind mindestens 3 m² Bodenfläche je Bett zu rechnen.

Mit dem Erscheinen der eingangs genannten Krankenhausbauvorschriften sind die Preußischen Vorschriften vom 30. 3. 1920 und ihre Ergänzungen außer Kraft getreten. Die Vorschriften der Bauordnungen der Länder bleiben in Kraft soweit sie nicht durch die neuen Krankenhausbauvorschriften verschärft werden.

IV. Verzeichnis der Abkürzungen

ARGEBAU Arbeitsgemeinschaft der für das Bau-, Wohnungs- und Siedlungswesen zuständigen Minister der Länder

ATV Abwassertechnische Vereinigung

DIN Deutsche Industrie-Norm

DNA Deutscher Normen-Ausschuß

DVGW Deutscher Verein von Gas- und Wasserfachmännern e. V.

DZK Deutsches Zentralkomitee zur Bekämpfung der Tuberkulose

ETB Einheitliche technische Baubestimmungen

GdCH Gesellschaft deutscher Chemiker

KfK Kuratorium für Kulturbauwesen

LBV VO über die Behandlung von Lebensmitteln mit Elektronen-, Gamma- und Röntgenstrahlen oder ultravioletten Strahlen (Lebensmittel-Bestrahlungs-VO) vom 19. Dezember 1959 (Bundesgesetzbl. I S. 761)

LMG Gesetz zur Änderung und Ergänzung des Lebensmittelgesetzes i. d. F. der Bekanntmachung vom 17. Januar 1936 (Reichsgesetzbl. I S. 17) und der VO vom 14. August 1943 (Reichsgesetzbl. I S. 488) vom 21. Dezember 1958 (Bundesgesetzbl. I S. 950)

MAK Maximale Arbeitsplatzkonzentration

MZK Mittlere Zerfallskonstante

TAV VO über den Zusatz fremder Stoffe bei der Aufbereitung von Trinkwasser (Trinkwasser-Aufbereitungs-VO) vom 19. Dezember 1959 (Bundesgesetzbl. I S. 762) und
VO zur Änderung der Trinkwasser-Aufbereitungs-VO vom 27. Juni 1960 (Bundesgesetzbl. I S. 479)

VDE Verband Deutscher Elektrotechniker

VDI Verein Deutscher Ingenieure

VGW Verband der deutschen Gas- und Wasserwerke e.V.

VOB Verdingungsordnung für Bauleistungen

WHG Gesetz zur Ordnung des Wasserhaushalts (Wasserhaushalts-Gesetz) vom 27. Juli 1957 (Bundesgesetzbl. I S. 1110) in der Fassung vom 19. Februar 1959 (Bundesgesetzbl. I S. 37)

V. Verzeichnis der im Text besprochenen Rechtsvorschriften, Verwaltungsvorschriften, DIN-Normen, Richtlinien usw.

I. Gesetze

a) Bund

1. Reichsgesetz betr. die Bekämpfung gemeingefährlicher Krankheiten vom 30. Juni 1900 (Reichs-Seuchen-Gesetz) (Reichsgesetzbl. S. 306)
2. Gesetz über die Vereinheitlichung des Gesundheitswesens vom 3. Juli 1934 (Reichsgesetzbl. I S. 531)
3. Gesetz zur Ordnung des Wasserhaushalts vom 27. Juli 1957 (Wasserhaushaltsgesetz) (Bundesgesetzbl. I S. 1110) i. d. F. v. 19. Februar 1959 (Bundesgesetzbl. I S. 37)
4. 1. Gesetz über Maßnahmen zum Schutz der Zivilbevölkerung vom 9. Oktober 1957 (Bundesgesetzbl. I S. 1696)
5. Gesetz zur Änderung und Ergänzung des Lebensmittelgesetzes i. d. F. der Bekanntmachung vom 17. Januar 1936 (Reichsgesetzbl. I S. 17) und der VO vom 14. August 1943 (Reichsgesetzbl. I S. 488) vom 21. Dezember 1958 (Bundesgesetzbl. I S. 958)
6. Gesetz über die friedliche Verwendung der Kernenergie und den Schutz gegen ihre Gefahren vom 23. Dezember 1959 (Atomgesetz) (Bundesgesetzbl. I S. 814)
7. Bundesbaugesetz vom 23. Juni 1960 (Bundesgesetzbl. I S. 431)
8. Gesetz zur Reinhaltung der Bundeswasserstraßen vom 17. August 1960 (Bundesgesetzbl. II S. 2125)

b) Länder

Baden-Württemberg: Wassergesetz für Baden-Württemberg vom 25. 2. 1960 (GBl. S. 17)

Bayern: Landesstraf- und Verordnungsgesetz vom 17. 11. 1956 (GVBl. I S. 261)
Übergangsgesetz zur Ausführung des Wasserhaushaltsgesetzes vom 22. 2. 1960 (GVBl. Ausg. A S. 15)

Berlin: Berliner Wassergesetz vom 23. 2. 1960 (GVBl. S. 133)

Hamburg: Hamburgisches Wassergesetz vom 20. 6. 1960 (GVBl. I S. 335)

Hessen: Gesetz zur Änderung wasserrechtlicher Vorschriften vom 16. 4. 1957 (GVBl. S. 50)
Hessisches Wassergesetz vom 6. 7. 1960 (GVBl. S. 69)

Niedersachsen: Niedersächsisches Wassergesetz vom 7. 7. 1960 (GVBl. S. 105)

Nordrhein-Westfalen: Übergangsgesetz zur Ausführung des Wasserhaushaltsgesetzes vom 27. 7. 1957 vom 24. 2. 1960 (GVBl. Ausg. A S. 17)

Rheinland-Pfalz: Landeswassergesetz vom 1. 8. 1960 (GVBl. S. 153)

Saarland: Gesetz Nr. 714 „Saarländisches Wassergesetz" vom 26. 6. 1960 (Amtsbl. S. 511)

Schleswig-Holstein: Wassergesetz des Landes Schleswig-Holstein vom 25. 2. 1960 (GVBl. S. 39)

II. Verordnungen

a) Bund

1. VO über Tafelwasser vom 12. November 1934 (Reichsgesetzbl. I S. 1183)
2. 1. Durchführungs-VO zum Gesetz über die Vereinheitlichung des Gesundheitswesens vom 6. Februar 1935 (Reichsgesetzbl. I S. 177)
3. 2. Durchführungs-VO zum Gesetz über die Vereinheitlichung des Gesundheitswesens vom 22. Februar 1935 (Reichsgesetzbl. I S. 215)

4. 3. Durchführungs-VO zum Gesetz über die Vereinheitlichung des Gesundheitswesens vom 30. März 1935 (MBliV. S. 327)

5. Erste VO über Wasser- und Bodenverbände (Erste Wasserverband VO) vom 3. September 1937 (Reichsgesetzbl. I S. 933)

6. VO des RMdI betr. die Bekämpfung übertragbarer Krankheiten vom 1. Dezember 1938 (Reichsgesetzbl. S. 1721)

7. VO über Grundstückseinrichtungsgegenstände vom 27. Januar 1942 (Reichsgesetzbl. I S. 53)

8. VO über die Behandlung von Lebensmitteln mit Elektronen-, Gamma- und Röntgenstrahlen oder ultravioletten Strahlen vom 19. Dezember 1959 (Lebensmittel-Bestrahlungs-VO) (Bundesgesetzbl. I S. 761)

9. VO über den Zusatz fremder Stoffe bei der Aufbereitung von Trinkwasser vom 19. Dezember 1959 (Trinkwasser-Aufbereitungs-VO) (Bundesgesetzbl. I S. 762)

10. VO über das Verfahren bei der Genehmigung von Anlagen nach § 7 des Atomgesetzes vom 20. Mai 1960 (Atom-Anlagen-VO) (Bundesgesetzbl. I S. 310)

11. Erste VO über den Schutz vor Schäden radioaktiver Stoffe vom 24. Juni 1960 (Erste Strahlenschutz-VO) (Bundesgesetzbl. I S. 430)

12. VO zur Änderung der Trinkwasser-Aufbereitungs-VO vom 27. Juni 1960 (Bundesgesetzbl. I S. 479)

b) Länder

1. Berlin:
  a) PolVO über die Wasserversorgung und Entwässerung der Grundstücke vom 21. September 1931
  b) PolVO über Anlage, Bau und Einrichtung von Krankenanstalten vom 11. September 1954 (GVBl. S. 581)

2. Nordrhein-Westfalen:
  a) PolVO über Anlage, Bau und Einrichtung von Krankenhäusern vom 12. August 1953 (GVBl. S. 335)
  b) VO über die Prüfung von Grundstückseinrichtungsgegenständen vom 3. April 1959 (GVBl. S. 85)

III. Verwaltungsvorschriften

1. *RMfELF* RdErl. vom 5. 2. 1935
2. *RMdI* RdErl. vom 20. 12. 1938 (MBliV. 1939 S. 257)
3. *RMdI* RdErl. vom 14. 8. 1942 (MBliV. S. 1685)
4. *RMdI* RdErl. vom 16. 9. 1943 (MBliV. S. 1493)
5. *Bayern* Bekanntmachung des Bayerischen Staatsministeriums des Innern vom 13. 8. 1951 — Nr. IV E — 9421 c 86 — (Min.Amtsbl. S. 492)
6. *Bayern* RdErl. vom 17. 8. 1959
7. *Hessen* Richtlinien über Anlage, Bau und Einrichtung von Krankenanstalten für das Land Hessen vom 4. Oktober 1956 (Staatsanz. S. 1132)
8. *Hessen* RdErl. vom 23. 7. 1959
9. *Nordrh.-Westfalen* RdErl. vom 23. 4. 1959 (Min.Bl. NRW, Ausg. A v. 1. 6. 59)
10. Verwaltungsvereinbarung der Länder über Zulassung neuer Baustoffe und Bauarten vom 14. Februar 1951 (Hess. Staatsanz. S. 445)
11. *Bund und Länder.* Musterbauordnung für die Länder des Bundesgebietes einschl. des Landes Berlin. Schriftenreihe des Bundesministeriums für Wohnungsbau, Bd. 16 u. 17

IV. DIN-Normen

A. Trinkwasser

2000	Leitsätze für die zentrale Trinkwasserversorgung (Mai 1959)
2001	Leitsätze für die Einzeltrinkwasserversorgung (Mai 1959)
4030	Beton in betonschädlichen Wässern und Böden (September 1954)
4032	Rohre und Formstücke aus Beton (April 1959)
4046	Wasserversorgung. Fachausdrücke und Begriffserklärungen (April 1960)

4049   Gewässerkunde. Fachausdrücke und Begriffserklärungen
            Teil I quantitativ (März 1954)
            Teil II qualitativ   (April 1960)
19700   Stauanlagen, Richtlinien für den Entwurf, Bau und Betrieb.
            Teil I: Talsperren
19640   Härte eines Wassers. Grundbegriff und Maßeinheit (Entwurf Januar 1960)
19641   Säureverbrauch eines Wassers. Grundbegriff und Maßeinheit (Januar 1960)
1239   Schachtabdeckungen für Brunnenschächte und Quellfassungen (August 1959)
1261 — 62 Druckrohre aus Blei
19605   Filter zur Wasseraufbereitung. Richtlinien für Bau und Betrieb (April 1956)
4924   Filtersande und Filterkiese für Brunnenfilter und Wasserreinigungsfilter
            (Juni 1955)
19600 — 04 Chemikalien zur Wasseraufbereitung (März 1956 — Mai 1958)
19607 — 12
19606   Chlorgasgeräte zur Wasserbehandlung (März 1956)
19800   Asbestzement-Druckrohre
19801   Asbestzement-Druckrohrleitungen für Wasser außerhalb von Gebäuden
1988   Trinkwasserleitungsanlagen in Grundstücken. Technische Bestimmungen für
            Bau und Betrieb (Entwurf September 1959)
19630   Rohrverlegungs-Richtlinien für Gas- und Wasser-Rohrnetze (März 1959)
8061   PVC-hart (Polyvinylchlorid hart)-Rohre. Technische Lieferbedingungen (Ent-
            wurf Juli 1960)
16928   PVC-hart (Polyvinylchlorid hart)-Rohre. Verarbeitungsrichtlinien (Juni 1959)
16929   PVC-hart (Polyvinylchlorid hart)-Rohre. Chemische Beständigkeit (Mai 1959)
8073   PE weich (Polyäthylen weich)-Rohre. Technische Lieferbedingungen (Entwurf
            Juli 1960)
8075   PE hart (Polyäthylen hart)-Rohre. Technische Lieferbedingungen (Juli 1960)
6608   Geschweißte Behälter aus Stahl für die Lagerung flüssiger Mineralölprodukte
            (Mai 1959)

B. Abwasser

4045   Abwassertechnik. Fachausdrücke und Begriffserklärungen (Ausg. September
            1955)
1986   Grundstücksentwässerungsanlagen (Ausg. September 1953)
4261   Kleinkläranlagen. Richtlinien für Anwendung, Bemessung und Betrieb (Ausg.
            Oktober 1954)
1987   Entwässerung der Grundstücke und Anschluß an die gemeindlichen Abwasser-
            anlagen. Richtlinien für eine Ortssatzung (Ausg. Februar 1955)
19650   Bewässerung und Verwendung von Abwasserrückständen. Hygienische Richt-
            linien (Ausg. November 1956)
19520   Abwässer aus Krankenanstalten. Richtlinien für die Behandlung (Ausg. April
            1959)
1997   Absperrvorrichtungen in Grundstücksentwässerungsanlagen, Baugrundsätze
            (Ausg. September 1958)
1999   Benzinabscheider. Bl. 1: Baugrundsätze (Ausg. September 1956), Bl. 2: Richt-
            linien für Größe, Einbau und Betrieb (Ausg. September 1958), Bl. 3: Prüfung
            (Ausg. Januar 1957)
4040   Fettabscheider. Baugrundsätze (Ausg. Januar 1957)
4041   Fettabscheider. Einbau, Größe und Schlammfänge. Richtlinien (Ausg. Januar
            1957)
4042   Fettabscheider. Prüfung (Ausg. Februar 1959)

C. Bau- und Wohnungshygiene

4109   Schallschutz im Hochbau (Teil I u. II Entwurf Januar 1959; Teil III Entwurf
            Oktober 1959)
4108   Wärmeschutz im Hochbau (Ausg. Mai 1960)

4701 Regeln für die Berechnung des Wärmebedarfs von Gebäuden (Ausg. Januar 1959)

1946 Lüftungstechnische Anlagen. Bl. 1 Grundregeln, Bl. 2 Lüftung von Versammlungsräumen (Ausg. April 1960)

5045 Meßgeräte für DIN-Lautstärken (Ausg. Januar 1959)

b) Beleuchtung

5034 Innenraumbeleuchtung mit Tageslicht. Leitsätze (Ausg. November 1959)

5035 Innenraumbeleuchtung mit künstlichem Licht. Leitsätze (Ausg. Juli 1953)

c) Schulbau

18031 Hygiene im Schulbau. Leitsätze (Ausg. März 1960)

18032 Turn- und Spielhallen. Richtlinien für den Bau (Ausg. Oktober 1959)

d) Wohnungsbau

18022 Küche und Bad im Wohnungsbau. Planungsgrundlagen (Ausg. August 1957)

18015 Elektrische Anlagen im Wohnungsbau (Ausg. Mai 1955)

18017 Lüftung von Bädern und Spülaborten ohne Außenfenster. Bl. 1 (Ausg. März 1960), *Bl. 2* Vornorm (Ausg. April 1960)

e) Industriebauten

18228 Gesundheitstechnische Anlagen in Industriebauten

1. Gliederung (Ausg. Oktober 1960)

2. Abortanlagen (Ausg. November 1960)

3. Umkleide- und Reinigungsanlagen (Entwurf April 1958)

4. Sonderanlagen ⎫

5. Kauenanlagen ⎭ in Vorbereitung

Bezugsquelle: BEUTH-Vertrieb G. m. b. H., Berlin W 15, Uhlandstr. 175

Köln, Friesenplatz 16

Frankfurt/M., Feldbergstr. 38

V. Technische Richtlinien

A. Wasser

Notwendige Maßnahmen zum Schutze der Wasserversorgung vor radioaktiven Substanzen herausgegeben von DGWV, VGW, ATV, Fachgruppe Wasserchemie in der GdCh. Ausgabe Januar 1960

Richtlinien für die Einrichtung von Schutzgebieten für Trinkwassergewinnungsanlagen. I. Teil: Schutzgebiete für Grund- und Quellwassergewinnungsanlagen. DVGW-Arbeitsblatt W 101, Ausg. Januar 1953. — II. Teil: Schutzgebiete für Trinkwassertalsperren. DVGW-Arbeitsblatt W 102, Ausg. September 1959

Vorläufige Richtlinien für Lagerbehälter aus Stahl für flüssige Brennstoffe; herausgegeben von der ARGEBAU, MinBl. NRW 1959, Ausg. A, S. 1286

Weltgesundheitsorganisation: Normes Internationales applicables à l'Eau de Boisson. Genf 1958

Technische Richtlinien zum Schutz des Grundwassers gegen Verunreinigung der Lagerflüssigkeiten; herausgegeben vom Schweizerischen Verein von Gas- und Wasserfachmännern. A. G. Fachschriften-Verlag und Buchdruckerei, Zürich 1954

Hygienische Richtlinien für die Trinkwasserversorgung; bearbeitet von R. HEY

Einheitliche Anforderungen an die Trinkwasserbeschaffenheit und Untersuchungsverfahren in Europa. Schriftenreihe des Vereins für Wasser-, Boden- und Lufthygiene, Stuttgart 1959, G. FISCHER

Erste Empfehlungen für die Trinkwasserversorgung im Luftschutz. DVGW-Arbeitsblatt W 800, Ausg. Oktober 1957

Begriffe der Chlorung. DVGW-Arbeitsblatt W 203 (Dezember 1959)

Planung einer Wasserversorgung. DVGW-Arbeitsblatt W 402, Ausg. April 1958

Kleinbauwerke der Wasserversorgung. KfK-DVGW-Arbeitsblatt W 351-357, 2. Auflage, Ausg. Februar 1957

Bau von Erdbehältern für Trinkwasser. Grundlagen und Hinweise. DVGW-Arbeitsblatt W 311, Ausg. April 1959

Richtlinien für die Verlegung von Kunststoffrohren in Wasserversorgungsanlagen außerhalb von Gebäuden. DVGW-Arbeitsblatt W 321, Ausg. April 1958

Verwendung von Kunststoffrohren in der Trinkwasserversorgung. DVGW-Merkblatt, Ausg. Dezember 1957

Anforderungen an Rohrverbindungen für Kunststoffrohre. DVGW-Arbeitsblatt W 323, Ausg. Dezember 1959

Verwendung von Asbestzement-Druckrohren in der Trinkwasserversorgung. Hinweise. KfK-DVGW-Arbeitsblatt W 315, Ausg. Dezember 1958

Empfehlungen für die Betriebsberatung kleiner Wasserwerke, herausgegeben vom DVGW (Februar 1954)

B. Abwasser

Gesichtspunkte betr. Desinfektion der Abwässer von Tuberkulose-Anstalten, herausgegeben vom DZK am 12. 3. 1954

Richtlinien für die Reinigung von Gerbereiabwässern, herausgegeben von der ATV, abgedruckt Ges.-Ing. *74*, 238 (1953)

C. Bau- und Wohnungshygiene

VDI-Richtlinie 2058 Beurteilung und Abwehr von Arbeitslärm (Ausg. Juli 1959)

VDI-Richtlinie 2051 Lüftung von Laboratorien (Ausg. Dezember 1958)

DVGW-TVR Gas (1950) Technische Vorschriften und Richtlinien für die Einrichtung und Unterhaltung von Niederdruckgasanlagen in Gebäuden und Grundstücken

Richtlinien für den Bau von Volks-, Real- und Höheren Schulen für das Land Nordrhein-Westfalen. 1954 (Amtsbl. NW 1955 H. 2)

Richtlinien für die Planung und den Bau von Berufsschulen im Lande Nordrhein-Westfalen. 1959 (MBl. NW 1959 S. 2485)

Richtlinien für Heizungs-, Lüftungs- und Warmwasserbereitungsanlagen in Schulen (MBl. NW 1960 Nr. 3 S. 45)

Richtlinien über Anlage, Bau und Einrichtungen von Krankenanstalten für das Land Hessen vom 4. 10. 1956 (Staatsanz. Hessen 1956 S. 1132)

VI. Sonstiges

Chemische Wasserstatistik der Wasserwerke in der Bundesrepublik Deutschland und West-Berlin; herausgegeben vom DVGW, berarbeitet von G. GIEBLER, 3. Ausg. München 1959

POHL, J.: Begriffserläuterungen für den kathodischen Korrosionsschutz (Stand vom Dezember 1959). — GWF **101,** 21 (1960)

DVGW: 68. und 69. Wasserstatistik Berichtsjahr 1956/57

VI. Sachverzeichnis

Abluft 66
Aborte in Industriebauten 87
— in Krankenhäusern 91
— in Schulen 78
— Lüftung 87
Absperrvorrichtungen 35
Abwasser Ableitung in Vorfluter 36
— Behandlung, thermische 49
— —, Überwachung 52
— biol. Reinigung 43
— Chlorung 48
— Desinfektion 45, 48
— Entschlammung 41
— gewerbl., infektiöses 50
— infektiöses 47
— aus Krankenanstalten 45
— landwirtsch. Verwendung 51 ff.
— milzbrandverdächtiges 50
— Rückstände 49, 53
— Schlamm 55
— Unterbringung 43
— Versprühen 54
— Vorklärung 55
Anlagen, elektr. im Haushalt 86
— gesundheitstechnische 86
— Reinigungs- 86
— Sonder- in Industriebauten 86
— Umkleide- in Industriebauten 86
— Wasch- in Industriebauten 86
Arbeitsküchen 82
Arbeitslärm 59
Asbestzementdruckrohre 27, 29
Atomanlagen — VO 15
Atomgesetz und Wasser 14
Außenluft 66
— — rate 67

Baderäume im Wohnungsbau 82
— in Krankenhäusern 91
Baugesetz, Bundes— 22, 52
Bauordnung, Muster— für die Länder 22, 33
Beleuchtungsstärke 70
— angemessene 74
Beton in betonschädl. Wässern 26
Benzinabscheider 33, 36
Betonrohre 26
Bleirohre 27
Blendungsfreiheit 74
Brennstoffe, flüssige 17
Brunnenschächte 24
Bundeswasserstraßen, Reinhaltung der 11

Chlorgeräte 26
Chlorung 21, 26

Deckenheizung 77

Einwohnergleichwert 46
Empfindungsbereich des Ohres 57
Eßküchen 82

Fenstergröße 62, 71
— Orientierung s. Unterrichtsräume
Fettabscheider 33, 36
Feuchtigkeitsschutz 60
Filter zur Wasseraufbereitung 25
Fortluft 66

Gemüse 53
Geruchverschlüsse 36
Gewässer
— kunde 20
— verunreinigung 10
— Reinhaltung der 10
— Unterhaltspflicht für 10
Grundstück
— entwässerung 33
— entwässerungsanlagen 34, 37
— entwässerungsgegenstände 33
Grundwasser s. Wasserhaushaltsgesetz

Hausklärgruben 38
Heizung in Krankenhäusern 92
— — Unterrichtsräumen 77
Hilfsstoffe in Lebensmitteln 3
Horizontalbeleuchtungsstärke 70, 72

Innenraumbeleuchtung 71, 72, 73
Installationsmaterial 4
Isoluxen 72

Klärgrube, mehrstöckige 41
Kleinkläranlagen 36
— Gestaltung 39
— Reinigungswirkung 40
Klimaanlagen 66
Klimatisierung 66
Kochabteile 82
Kochnische 83
Krankenanstalten
— Kläranlagen für 45 ff.

Krankenhaus
— aborte 91
— abwasser 45
— bäder 91
— bauvorschriften 89
— flächenbedarf 90
— flure 91
— gesamtanlage 89
— heizung 92
— raumbedarf 89
— techn. Einrichtungen 92
Krankenzimmer 91
Küchen 82
Kunstlicht 70
— in Innenräumen 73

Lärm 57, 60
Lautstärkeeinheit 57
— meßgerät 57
— skala 57
Lebensmittel
— bestrahlungsVO 7
— buch 5
— gesetz 3
Lichtfarbe 75
Lüftung 65
— Anlagen 65, 66
— Aufgaben 66
— Küchen 85
— Laboratorien 68
— Regeln 65
— techn. Anlagen 65
— Unterrichtsräume 77
— Versammlungsräume 67
Luft
— geschwindigkeit, zulässige 68
— rate 65
— schall 59
— schönung 67
— wechsel 65
— — zahl 65

MAK-Werte 69
Mehrkammerfaulgrube 41
Mindestwärmeschutz 63

Normen, allgemein 1
— DIN-Normen 96

Raum
— beleuchtung 72
— luftfeuchtigkeit 62
— — temperatur 61, 67
— temperatur 64
— umschließungsflächen 60
Rohre aus Asbestzement 27
— — Beton 26
— — Blei 27

— — Kunststoff 27
— — Polyäthylen 28
— — Polyvinylchlorid 28
Rohrleitungen 26
Rohrnetze für Wasser 26
Rückstau 35

Schall
— dämmung 58
— dämpfung 58
— schutz 57ff.
— — im Hochbau 58
— — in Unterrichtsräumen 78
— stärke 57
Schulhäuser 75
— Aborte 78
— Grundstücksmaße 75
— Kleiderablagen 78
Schulmöbel 78
Schutz der Bundeswasserstraßen 11
— — Zivilbevölkerung 20
— gebiete für Trinkwassergewinnungsanlagen 16
Stoffe, fremde in Lebensmitteln 3
Strahlen
— schutz-VO 14
— ionisierende und LMG 7
— ultraviolette 7

Tafelwasser, VO über 95
Tageslicht 70
— einfall 71
— in Innenräumen 72
— quotient 72
Tierkörperbeseitigungsanstalten 50
Tischabzüge 69
Trinkwasser
— aufbereitungs-VO 6
— gewinnungsanlagen 16
— leitungsanlagen 29
— talsperren 16
— versorgung im Luftschutz 19
— — zentrale 21
— Erdbehälter 24
— Gütenormen 19
— Kunststoffrohre 27
— pH-Wert 6
— technische Hilfsstoffe 7
— Untersuchung des — 19
— zugelassene, fremde Stoffe 6
Trittschall 59
Turn- und Spielhallen 79
— Abmessungen 80, 81

Umluft 66
Untergrundberieselung 43, 55

Unterrichtsräume 76
— Fenster 76
— Flächenmaße 76
— Heizung 77
— Lüftung 77
— Schallschutz 78
— Sonnenschutz 76
— Temperatur 64

Wärme
— bedarf 62, 63
— durchgang 61
— durchlaßzahl 62
— schutz 60
— — im Hochbau 62 ff.
— verlust 62, 63
Wasser
— buch 11
— dampfaufnahmefähigkeit 62
— härte 21

— haushaltsgesetz, Bundes— 7, 31, 51
— haushaltsgesetze der Länder 8
— Reinhalteordnungen 10
— schutzgebiete 9, 16
— statistik 31
— versorgungsanlagen 23
— verunreinigung 17
— werke, chem. Statistik 29
— —, kleine 30
— wirtschaftl. Rahmenpläne 11
— Säureverbrauch 21
— Schutz vor radioaktiven Substanzen 15
Wohnungsbau
— elektrische Anlagen 85
— Küche und Bad 82
Wohnküchen 83

Zugfreiheit 67, 68
Zuluft 66